Inhaltsverzeichnis

Einleitung

Sinn finden im Ruhestand – plötzlich muss man sich neu definieren. Der Alltag, der größtenteils durch Arbeit geregelt war, ist weg. Das beeinflusst die Selbstwahrnehmung und Selbstwirksamkeit. Ein Gefühl der Unsicherheit kommt auf. Die Routine ist nicht mehr da. Zieht jetzt das Leben an einem vorbei? Das fragen sich viele der älteren Menschen. Im Gegensatz zu früheren Generationen sind Rentner aber heute mit Mitte sechzig noch quicklebendig, aktiv und fit. Umfragen zufolge fühlen sich viele von ihnen sogar um einiges jünger, als sie sind.

Doch wie lässt sich die Lücke des nicht mehr vorhandenen Arbeitslebens sinnvoll füllen? Was kommt nach der Arbeit? Diese Fragen sorgen bei vielen Menschen für große Bedenken. Der Umstieg vom Arbeitsleben in den Ruhestand gelingt außerdem nicht immer reibungslos. Oft muss der Alltag um 180 Grad gedreht werden. Und was tun mit der vielen Freizeit? So schön die Idee der Pension in der Theorie auch ist: Steht sie bevor, markiert sie einen neuen Lebensabschnitt, der mit Sinn und Aktivität gefüllt werden muss. Und da die Lebenserwartung heute viel höher ist als ein paar Generationen zuvor, füllt der Ruhestand einen großen Teil des Lebens aus.

Dieses Buch, das angehenden Ruheständlern und Vorruheständlern als Ratgeber dienen soll, zeigt, wie man sich am besten auf das Leben als Rentner vorbereiten kann. Die Liste mit 100 Ideen zur sinnvollen und kreativen Gestaltung des Ruhestands hilft, neue Leidenschaften zu entdecken. Auch soll das Buch auf die möglichen Herausforderungen, die mit dem Eintritt ins Rentenalter verbunden sind, aufmerksam machen und inspirieren. Rund jeder fünfte Bürger in Deutschland steht kurz vor der Pension, jeder Dritte wird es im Jahr 2030 sein. Höchste Zeit, dass hilfreiche Bücher zu diesem Thema veröffentlicht werden und für das Thema Ruhestand sensibilisiert wird.

Vor allem Männer fühlen sich in Bezug auf dieses Thema überfordert und alleingelassen. Über ihre Gefühle können sie schwer reden. Das Berufsleben hat sie bisher voll vereinnahmt – und darüber bezogen sie ihren Selbstwert und ihr Selbstbild. Wenn gewohnte Planung, Routine, Gewohnheit wegbrechen und es keinen geregelten Ablauf mehr gibt, fallen viele in ein tiefes Loch. Die Angst vor dem, was auf sie zukommt, bestimmt den Alltag, das Leben fühlt sich leer an. Da Männer im Vergleich zu Frauen außerdem ein kleineres soziales Netzwerk haben, sind plötzliche Einsamkeit und Depression im Ruhestand keine Seltenheit. Um eine solche Krise zu vermeiden, sollte der Renteneintritt bereits im Vorfeld geplant werden – und zwar mit zahlreichen erfüllenden Aktivitäten. In diesem Buch geht es darum, Vorruheständler und frischgebackene Rentner zu inspirieren und bei der Suche nach kreativen, abenteuerlichen, gesundheitlichen und sportlichen Tätigkeiten zu unterstützen.

Und ganz nebenbei: Der Übergang in den Ruhestand ist keineswegs negativ! Für viele ist die Rente ein ersehnter Lebensabschnitt, um sich endlich wieder den eigenen Wünschen, Träumen und Sehnsüchten zu widmen. Schließlich bietet der Ruhestand Raum für das, wofür lange nie Zeit war. Dieses Buch möchte Lesern daher helfen, diesen besonderen Lebensabschnitt zu genießen, sich mit ihren Bedürfnissen zu befassen, neue oder alte Hobbys zu entdecken und ihren Tagesablauf sinnvoll zu gestalten. Denn niemand möchte sich im Ruhestand orientierungslos, unnütz und lethargisch fühlen – besonders, wenn die Partnerin oder der Partner ein paar Jahre jünger ist und noch voll im Berufsleben steht. Dann heißt es nämlich erst einmal, die Pension allein zu genießen. Mit den Tipps in diesem Buch sollte das gelingen. Freude und Erwartungen werden so in Einklang miteinander gebracht.

> *Es liegt eine ganz neue Art von Leben vor uns, voller Erfahrungen, die nur darauf warten, Realität zu werden. Einige nennen es „Ruhestand“. Ich nenne es „Glückseligkeit“.*
>
> *(Betty Sullivan)*

Den neuen Lebensabschnitt positiv beginnen

Du bist nie zu alt, um dir ein neues Ziel zu setzen oder einen neuen Traum zu träumen.

(C.S. Lewis)

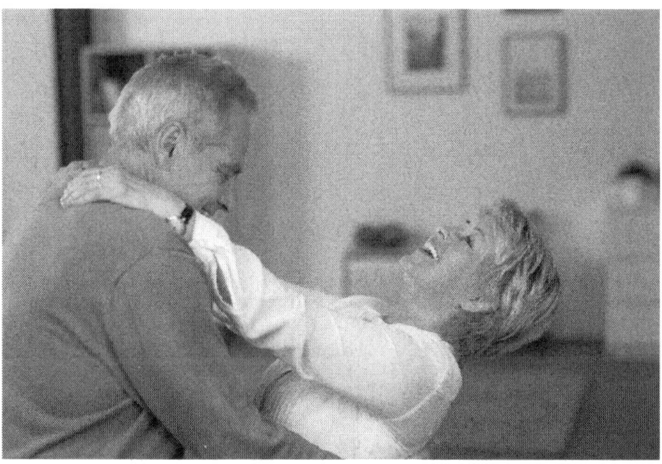

Mit dem Einstieg in die Rente beginnt ein neuer Lebensabschnitt. Oft wechseln sich diesbezüglich Freude und positive Erwartungen mit Angst und Unsicherheit vor den Veränderungen ab. Denn was im Ruhestand kommt, ist unbekannt. Zudem ist das Leben als „frischgebackener Rentner“ ganz anders als die Vorstellung, die man davon hatte. Die Umstellung kann deshalb ein paar Herausforderungen mit sich bringen. Was wird von einem erwartet und was erwartet man von sich selbst? Damit der Übergang möglichst leicht von der Hand geht, sollte sich genug Zeit für die Vorbereitung dieses neuen Lebensabschnitts genommen werden, um auszuarbeiten, wie sich der neue Lebensabschnitt positiv beginnen lässt. Das Stichwort lautet hier positive Emotion. Auch, wenn es viele Menschen nicht wahrhaben wollen: Sie können die Umstellung und den Einstieg ins Rentenalter positiv beeinflussen – selbst, wenn die Veränderungen unbekannt sind. Der Einstieg in die Rente bietet die Möglichkeit, sein Leben mit neuen Beschäftigungen, Aktivitäten und Hobbys zu füllen. Anstatt dem bisherigen Alltag und Arbeitsleben nachzutrauern und in Einsamkeit zu versinken, sollte sich auf die positiven Seiten des Rentnerdaseins konzentriert werden. Klar, einige Menschen zwingt die Umstellung zu einer zunächst womöglich mühsamen Auseinandersetzung mit der eigenen Persönlichkeit und Identität. Das gilt vor allem für diejenigen, die sich ihre Karriere hart erarbeitet hatten und sich über den Beruf identifizierten. Doch jede Veränderung bringt die Chance auf ein besseres Leben. Und genau das sollten sich Ruheständler vor Augen halten. Doch um den wohlverdienten Ruhestand ohne Krisen genießen zu können, muss sich auf ihn vorbereitet werden.

Schritt für Schritt in den Ruhestand: verschiedene Phasen durchlaufen

Sich umzustellen, braucht Zeit. Das gilt für alles im Leben. Der Einstieg in den Ruhestand ist ein schrittweiser Prozess, der sich in verschiedene Phasen unterteilen lässt. Der Experte Robert C. Atchley hat dazu ein entsprechendes Modell entwickelt. Es beschreibt den Übergang in den Ruhestand und nimmt Bezug auf anfängliche Anpassungsschwierigkeiten. Insgesamt gibt es sieben Phasen, die jeder, der in Rente geht, mehr oder weniger durchläuft.

Sie zu kennen und sich selbst darin wiederzufinden, bildet den ersten Schritt für einen angenehmen Übergang. So lässt sich eine persönliche Anleitung erstellen, um mögliche Herausforderungen zu meistern.

Die Phasen sind unterteilt in:

1. Entfernte Phase
2. Nähephase
3. Honeymoon-Phase (Euphoriephase)
4. Ernüchterungsphase
5. Reorientierungsphase
6. Stabilitätsphase
7. Endphase

Der Rentenübergang verläuft individuell unterschiedlich. Er hängt von vorangegangenen Lebensabschnitten und Ereignissen ab. Nicht immer erfolgt er freiwillig. Auch die Berufsbiografie ist von großer Bedeutung. Viele freuen sich auf das Rentnerleben und darauf, endlich zur Ruhe zu kommen. Doch wenn es so weit ist, beklagen auch sie sich, dass sie sich wertlos fühlen und nichts mit ihrer Zeit anzufangen wissen. Warum ist der Wegfall des Berufs für viele so schwer zu meistern? Die Erwerbstätigkeit gibt Menschen das Gefühl, produktiv und wertvoll zu sein. Es wird Geld verdient und gleichzeitig ist man geistig angeregt. In der westlichen Gesellschaft stellt der Beruf zudem ein Statussymbol dar. Er sorgt für eine Differenzierung zwischen den Menschen und bildet die Grundlage für Prestige sowie soziales Ansehen. Der Übergang in den Ruhestand erfolgt daher nicht geradlinig, sondern erfordert das Durchlaufen mehrerer Phasen.

Die entfernte Phase

Die **entfernte Phase** ist die erste Phase. Sie beginnt bereits vor dem Antritt der Pension. Rund zwei bis drei Jahre vor dem Ruhestand machen sich nur wenige Personen über die anstehende Pensionierung Gedanken. Vielleicht denken sie in einem stressigen Moment mit Freude an die Rente, doch in der Regel fehlt vielen in Bezug auf den bevorstehenden Zeitabschnitt eine realistische Einschätzung. Sie haben meistens eine Traumvorstellung von der Pension. In ihrem Kopf findet sich die Idee eines permanenten Urlaubs und ständiger Freizeit.

Die Nähephase

In der anschließenden **Nähephase** steht der Ruhestand bereits kurz bevor. Hier wird den Betroffenen plötzlich bewusst, dass die Pensionierung einen neuen Lebensabschnitt darstellt und ihre Rolle in der Gesellschaft verändert. Sie fangen an, sich mit dem Ruhestand und ihrer Rolle als Pensionärin oder Pensionär auseinanderzusetzen. In diese Phase wird sich auch mit den finanziellen Konsequenzen und den Rentenansprüchen befasst. Das ist möglicherweise mit Ängsten und Unsicherheiten verbunden. Andere Personen hingegen entwickeln ein irreales verklärtes Traum-Szenario und flüchten damit vor einer Auseinandersetzung.

Die Honeymoon-Phase

Die **Honeymoon-Phase,** auch Euphoriephase genannt, umfasst die ersten Wochen und Monate des Ruhestands. Denn der Anfang wird von vielen Personen wie Urlaub erlebt. Das gilt vor allem für Menschen, die finanziell gut dastehen und abgesichert sind. Sie verhalten sich in dieser Phase oft so euphorisch wie Kinder. Das gilt aber nicht für alle frisch Pensionierten. Wer finanziell weniger gut dasteht, wird nicht ganz so begeistert sein. Was aber allen gemein ist, ist ein Gefühl von neu gewonnener Freiheit. Der Wegfall der Arbeit und beruflicher Zwänge fühlt sich befreiend an. Viele Neu-Pensionierte nehmen sich Zeit für Dinge, die sie zuvor aus Zeitgründen nicht tun konnten. Zu Beginn des Ruhestands verreisen viele. Doch auf die ersten sich positiv anfühlenden Wochen und Monate folgt die Ernüchterung.

Die Ernüchterungsphase

Der Blick auf die Pensionierung wird realistisch und geht meist mit Enttäuschungen einher. Die vorherige Euphorie-Phase ist plötzlich vergessen. Pensionierte realisieren, dass der Ruhestand nicht nur aus Freizeit und Erholung bestehen kann, sondern mit Sinn und Aufgabe gefüllt werden muss. Der Zeitpunkt für neue Pläne ist gekommen. Auch die Pension erfordert eine zeitliche Strukturierung. Denn ohne Orientierungspunkte wird es schwierig. Hier hilft es, mit Mitmenschen zu sprechen oder Hilfe anzunehmen. Besonders hart ist diese Phase für Männer. Denn sie haben sich bisher über ihren Beruf identifiziert. Ihnen fällt es schwer, Emotionen und Veränderungen zu verarbeiten. Depressionen sind in der **Ernüchterungsphase** ein häufiges Phänomen. Auch Pensionierte, die gesundheitlich eingeschränkt sind oder aufgrund eines Partners nicht gelernt hatten, ihren Tagesablauf eigenständig zu gestalten, stoßen in dieser Phase auf Probleme.

Die Reorientierungsphase

In der **Reorientierungsphase** wird damit begonnen, den Alltag neu zu planen und zu strukturieren. Routinen werden entwickelt. Mit der Zeit bekommen die Pensionierten ein Gefühl dafür, was sie tun möchten und worauf sie verzichten wollen. Zudem nehmen sie zum Teil alte Gewohnheiten wieder auf. Personen, die sich bereits vor dem Ruhestand ernsthaft mit der Pensionierung auseinandergesetzt haben, werden es in dieser Phase leichter haben. Wer zu Beginn des Ruhestands in eine Depression verfallen ist, droht, stecken zu bleiben, wenn er keine neuen Gewohnheiten entwickelt.

Die Stabilitätsphase

In der nachfolgenden **Stabilitätsphase** ist der Alltag gut geregelt und strukturiert. Jetzt lässt es sich wieder durchatmen. Die Höhen und Tiefen der vorherigen Phasen sind durchlebt. In dieser langen Phase gehen die Dinger leichter von der Hand. Kleine Probleme stellen keine Schwierigkeit mehr dar. Der Alltag wird wieder als normal empfunden.

Die Endphase

Bei der **Endphase** handelt es sich um die letzten Jahre vor dem Lebensende. In dieser Zeit verlieren viele Personen ihre Handlungs- und Kontrollfähigkeit. Es kommt zu Gebrechlichkeit und eventuell Pflegebedürftigkeit. Diese Phase kann kurz sein oder mehrere Jahre umfassen.

Renteneintritt – bitte keine Krise

Nachdem das Phasenmodell bekannt ist, dürfte klar sein, dass der Übergang in den Ruhestand nicht immer komplett rosig verläuft. Herausforderungen, innere Konfliktbewältigung sowie Neuorientierung gehören dazu. Der neue Lebensabschnitt soll aber keinen Auslöser für eine Krise bilden. Es ist deshalb unabdingbar, sich an die veränderte Lebenssituation im Ruhestand anzupassen.

Was ist eine Krise? Sie wird stets durch ein kritisches Lebensereignis ausgelöst, vor allem wenn sich Routinen und Lebenspläne ändern.

Wer sich überfordert oder gestresst fühlt und das Gefühl hat, die Veränderungen im Ruhestand nicht meistern oder bewältigen zu können, gerät in ein seelisches Ungleichgewicht und erlebt diese Situation als Krise. Stress und Druck nehmen zu, schlimmstenfalls kommt es zu einer Depression. Damit das nicht passiert, der Ruhestand positiv beginnt und angenehm durchlaufen wird, gilt es, die Herausforderungen, die auf einen zukommen, mit Mut und Entschlossenheit zu meistern. Nicht immer gelingt das mit den erprobten Hilfsmitteln. Doch wer den Übergang mit Kompetenz und Selbstvertrauen durchläuft, geht gestärkter und positiver aus dieser Phase hervor. Das gelingt am besten in kleinen Schritten und mit Realismus. Zudem ist es wichtig, neue Prioritäten für das Rentenalter zu bestimmen. Das schließt mit ein, sich Gedanken über Hobbys und Wunschziele zu machen. Vielleicht möchte man noch einmal studieren oder sich in einem bestimmten Bereich aus- oder weiterbilden. Oder es gibt eine Fähigkeit, die schon immer erlernt werden wollte, wie Reiten, Tennis, Handwerksarbeit und vieles mehr. Darüber hinaus besteht die Möglichkeit, einer ehrenamtlichen Tätigkeit nachzugehen und so etwas Gutes für andere zu tun. Allerdings dürfen Pläne, die man schmiedet, auch wieder geändert werden.

Tipp: Wer seinen Beruf sehr vermisst, was durchaus vorkommt, kann einen Teilzeitjob übernehmen und als Tiersitter, Nachhilfelehrer, Mentor oder Ähnliches arbeiten. Das Beste im Rentenalter ist aber, alte Leidenschaften wiederzuentdecken und neue Pläne zu schmieden.

- Um die Veränderung und den „Renteneintritt“ positiv zu bewältigen, ist es essenziell, sich mit der neuen Rolle anzufreunden und sich im neuen Lebensabschnitt gut zurechtzufinden.
- Die Pensionierung bedeutet Gewinne und Verluste.
- Gewinne zeigen sich vor allem im Freizeitbereich, Verluste im Status und finanziellen Bereich.

- Hohes Wohlbefinden zeigen Pensionierte, die ihre Ziele im Privatbereich erreichen und auf emotionale Unterstützung setzen. Und zwar sowohl in der Familie wie auch bei Freunden und Ex-Kollegen.
- Der Übergang in die Rente fällt leichter, wenn Optimismus und Selbstwirksamkeit im Spiel sind. Emotionale Stabilität nimmt ebenfalls einen positiven Einfluss. Hier können Meditationen, Yoga oder Atemübungen helfen.
- Mit einer positiven Einstellung zur Pensionierung gestaltet sich diese automatisch positiver.
- Der Freizeitbereich, neue Aufgaben (wie soziales Engagement) und soziale Kontakte sollten im Ruhestand im Vordergrund stehen. Viele Aktivitäten können nun endlich nachgeholt werden, für die zuvor wenig oder keine Zeit war.

Frauen erleben den Ruhestand weniger krisengebeutelt als Männer

Da sich die Lebenserwartung verlängert hat und viele Rentner noch immer geistig und körperlich fit wie ein Turnschuh sind, gilt es die Herausforderung zu meistern, diese lang andauernde Lebensspanne, auch „drittes Lebensalter" genannt, zu genießen. Denn heute liegt die durchschnittliche Lebenserwartung bei 88 Jahren für Frauen und bei 84 Jahren für Männer (siehe Statistisches Bundesamt, 2018). Angesichts der verlängerten Lebensspanne ist es deshalb wichtig, zu wissen, wie diese Phase positiv durchlaufen werden kann. Hier unterscheiden sich Frauen und Männer in vielerlei Hinsicht. Frauen verfügen über eine gute soziale Einbindung und ein stärkeres soziales Netzwerk als Männer. Im Ruhestand übernehmen sie in größerem Maß Sorgetätigkeiten als Männer. Frauen leiden in der Pension auch weniger unter depressiven Symptomen. Außerdem sind sie in der Regel zufriedener mit ihrem Leben. Allerdings leben viele ältere Frauen aufgrund des Verlusts ihres Partners häufiger allein als ältere Männer und sind finanziell um ein Viertel schlechter gestellt als das männliche Geschlecht. Dennoch meistern Frauen den Übergang in den Ruhestand weit besser als die Männer – zumal sie nicht nur für den Beruf leben, sondern sich auch um Familie, Haushalt, Kinder und Freunde kümmern. Sie pflegen ihr ganzes Leben über soziale Kontakte. Diese Kontinuität erleichtert ihnen den Wechsel in den Ruhestand.

Bei Männern ist die Situation anders. Für sie es deshalb umso wichtiger, sich schon vor dem Ruhestand mit dem Thema Rente auseinanderzusetzen. Sozialpädagogen raten Männern, nicht bis zum letzten Tag voll durchzuarbeiten. Stattdessen sollten sie die Umstellung schrittweise durchführen, ihre Arbeitszeiten verkürzen und im letzten Jahr vor der Pensionierung vielleicht nur noch in Altersteilzeit arbeiten oder auf 50 Prozent reduzieren. Denn eine Veränderung von hundert auf null sorgt automatisch für einen schweren Umstieg. In der Nicht-Arbeitszeit kann sich in den letzten Monaten schon auf den Ruhestand vorbereitet werden. Zudem lassen sich bereits Beschäftigungen außerhalb des Arbeitsplatzes suchen. Es bietet sich in diesem Zeitraum auch an, alte Hobbys wiederaufzunehmen und alte Freunde zu kontaktieren. Denn viele Männer glauben, dass ihre Kollegen in der Regel im Ruhestand zu Freunden werden. Doch dem ist nicht so.

Weiterhin raten Sozialpädagogen Männern, sich eine Tätigkeit für den Ruhestand zu suchen, bei der sie Bedeutung für andere haben und im Kontakt mit anderen Menschen bleiben. Diese Beschäftigung kann unter anderem gemeinnützige Arbeit oder ein Ehrenamt sein. Nur den Garten in Ordnung zu bringen oder den Keller auszuräumen, wird auf Dauer nicht glücklich machen. Ein Lebenssinn ergibt sich erst in der Begegnung mit anderen Menschen.

Ein erfüllter Ruhestand besteht aus fünf Säulen – wer den Ruhestand positiv beginnen will, sollte sich an diesen orientieren. Sie bilden die Basis für eine positive und glückliche Pensionierung. Dazu gehören:

- **Eine sinnvolle Beschäftigung**
- **Lebenssinn und Werte**
- **Freundeskreis, Familie und andere Beziehungen**
- **Körperliches und seelische Wohlbefinden**
- **Materielle Sicherheit**

Studien zum Ruhestand zeigen: Einsamkeit ist weniger das Problem

Im Rahmen der Langzeitstudie „Der Deutsche Alterssurvey" vom Deutschen Zentrum für Altersfragen, das durch das Bundesministerium für Familie, Senioren, Frauen und Jugend (BMFSFJ) gefördert wird, werden Daten erhoben, die sich mit dem Ruhestand und Einsamkeitstrends bei Menschen in der zweiten Lebenshälfte beschäftigt. In der Studie zeigt sich, dass die Einsamkeit im Ruhestand kein großes Problem darstellt. Die Befragungen erfolgen zur Lebenssituation, dem Leben im Ruhestand, der Gesundheit und Wohnsituation. Die Ergebnisse zeigen, dass sich der Großteil der Rentner in der zweiten Lebenshälfte nicht einsam fühlt. Nur rund fünf Prozent der Befragten empfanden hohe Einsamkeit. Männer schätzen ihre Einsamkeitsgefühle etwas stärker ein als Frauen. Das liegt daran, dass Frauen ihr soziales Netzwerk pflegen und häufiger Kontakt zu Familie, Freundinnen und Freunden haben. Frauen sind deshalb besser in der Lage, bei Anfangsschwierigkeiten im Ruhestand auf soziale Unterstützung zurückzugreifen. Männern gelingt das laut der Studie weniger. Sie sind im Ruhestand daher gefährdeter, unter sozialer Isolation und Einsamkeit zu leiden. Im Alter ab Ende 70 fühlen sich Männer und Frauen häufig gleich sozial isoliert. Allerdings ist auch hier nur ein geringer Prozentsatz betroffen.

In einer weiteren Studie hat der Deutsche Alterssurvey (DEAS) ebenfalls den Übergang in den Ruhestand beleuchtet. Hier zeigt sich, dass viele Menschen nach dem Eintritt in die Rente Freizeitaktivitäten ausüben, allerdings nicht mehr als zuvor. Stattdessen finden bestehende Aktivitäten häufiger und intensiver statt. In Bezug auf die Gesundheit fand die Studie heraus, dass Pensionierte heute selbstständiger und mobiler als noch vor ein paar Jahrzehnten sind und sich die Gesundheit erst in höherem Alter verschlechtert. Viele Rentner führten in der Studie an, dass häufige Aktivitäten für ein gesundes und gutes Leben im Alter sorgen würden und für sie sehr wichtig seien. Für viele der befragten Ruheständler bildet zudem ein selbstbestimmtes Leben einen wichtigen Faktor für einen glücklichen Ruhestand.

Eine weitere Studie zum Thema Ruhestand und Übergang in die Rente stammt von Generali. Die sogenannte Generali Altersstudie findet alle vier Jahre statt und befasst sich mit den Lebensbedingungen, Wünschen und Herausforderungen von Menschen ab 65 Jahren. Die Studienergebnisse überraschen in vielen Punkten – denn sie sind durchweg positiv. So fühlen sich zwei Drittel der Rentner jünger, als sie tatsächlich sind. Die materielle Situation ist in der Regel stabil. Und die Vitalität der meisten Ruheständler ist deutlich höher als in vorherigen Generationen. Was die Lebenszufriedenheit angeht, ist diese ebenfalls hoch. Viele Ruheständler geben an, die Vorteile wie weniger Stress, Zwänge und Druck zu genießen, und sind dankbar, mehr Ruhe und Zeit für sich, die Familie sowie den Partner zu haben. Jeder Zehnte geht nach der Rente weiterhin arbeiten, allerdings nur noch auf Stundenbasis. Die sozialen Kontakte sind im Allgemeinen stark ausgeprägt. Häufig führen Rentner nach der Umstellungsphase ein sehr aktives und abwechslungsreiches Leben. Mehr als zwei Drittel der befragten Rentner gehen sogar an fünf Tagen in der Woche aus. Die persönlichen Netzwerke der Ruheständler sind allgemein sehr gut und schließen einen festen Freundeskreis mit ein.

- Rentner von heute zeigen ein hohes politisches Interesse.
- Zudem haben sie ein stark ausgeprägtes bürgerliches Engagement.
- Fast die Hälfte aller Rentner engagiert sich in einem gesellschaftlichen Bereich.
- Rund jeder Vierte hat kurz nach dem Renteneintritt mit einem Ehrenamt begonnen.
- Fast jeder fünfte Rentner könnte sich vorstellen, mehr in die eigene Bildung zu investieren.
- Viele Rentner wenden viel Zeit und Geld für die Familie auf.
- Die Hälfte aller Ruheständler betreibt regelmäßig Sport.
- Gesundheitsprobleme und finanzielle Einschränkungen sind die einzigen Punkte, die im Ruhestand als negativ bewertet werden.

Die beiden vorgestellten Studien zeichnen ein positives Allgemeinbild der heutigen Rentner. Sie motivieren und zeigen, dass der Ruhestand nach der Eingewöhnungsphase durchaus positiv verlaufen kann und dieser Lebensabschnitt viel Zeit und Freizeit für sich selbst und andere umfasst. Auch wenn die Umstellung in den Ruhestand nicht von heute auf morgen gelingt, der Renteneintritt bringt im Anschluss viele positive Veränderungen mit sich. Vor allem, weil Zeit da ist, um sie mit Leben zu füllen.

Die Pensionierung wird – insbesondere im Vorfeld – immer ein Thema bleiben. Nicht wenige erwarten, dass der Übergang in den Ruhestand weitestgehend zufrieden abläuft. Aber Sorgen, Ängste und Unsicherheiten lassen sich nicht einfach wegschieben. Und der Erwartungshaltung standzuhalten, gelingt nicht jedem. Daher ist es ratsam, sich ernsthaft zu überlegen, wie man sich seinen dritten Lebensabschnitt vorstellt und welche der vielen Aufgaben und Aktivitäten man nutzt, um eine sinnvolle Tagesstrukturierung zu erreichen.

Bevor es in diesem Buch um die Ideen geht, sind die Leser im folgenden Kapitel gefragt, ganz frei und unvoreingenommen ihre eigene Vorstellungskraft, Kreativität und Leidenschaft zu aktivieren. Dazu werden Hilfestellungen gegeben.

Jetzt habe ich endlich Zeit – aber was mache ich damit?

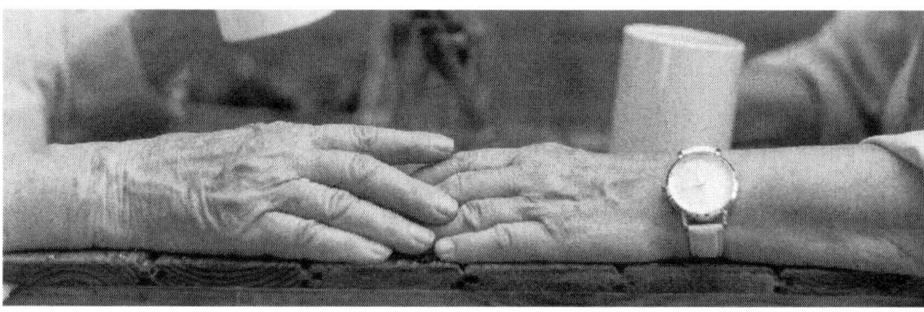

Die Rentensituation gleicht bei manch einem Menschen einer Komödie. Was tun mit der freien Zeit? Rätseln, Puzzeln, Kaffeefahrten oder Blumenbeete anlegen? In der Tat wissen viele Menschen nicht, was sie nach dem Arbeitsleben tun sollen. Vor allem Männern fällt die Entscheidung schwer. Sie fallen nach dem Einstieg in den Ruhestand zuerst oft in ein emotionales Loch, da der Beruf sie zuvor voll ausgefüllt hat – vor allem, wenn es eine Führungsposition war. Durch den plötzlichen Wegfall von Meetings, wichtigen Telefonaten und Anerkennung gibt es zunächst nichts, was diese Lücke füllen kann. Zumal sich nur wenige Männer im Vorfeld mit dem Ruhestand beschäftigen. Leser dieses Buchs haben einen Vorteil. Im Folgenden erfahren sie nämlich, wie sie sich auf den Tag X und alles, was danach kommt, vorbereiten können. Sie lernen, was dem Ruhestand Sinn gibt und wie sie ihren Tag abwechslungsreich, kreativ und sinnvoll ausfüllen können. Auch sollten sie sich eigene Gedanken machen und gerne die folgenden Übungen ausprobieren, um eigene Ideen anzuregen.

Vorab gibt es noch eine Liste mit den Veränderungen, die sich im Ruhestand ergeben und mit denen sich mental auseinandergesetzt werden sollte, bevor es in die Rente geht.

Im Ruhestand ist es unter anderem wichtig:

- eine sinnvolle Tagesstruktur zu finden,
- sich mit der neuen finanziellen Situation anzufreunden,
- herauszufinden, wie man seine Zeit verbringen möchte,
- zu entdecken, was Spaß macht,
- nach Aufgaben und Tätigkeiten zu suchen, die Bestätigung und Sinn geben,
- sich um die Partnerschaft und Familie zu kümmern,
- den Freundeskreis zu aktivieren und neue Kontakte zu knüpfen,
- gemeinsame Interessen mit dem Partner zu finden,
- zu entscheiden, wo und wie man leben will,
- ein neues Selbstvertrauen und Selbstverständnis aufzubauen,
- genügend Anregung und Ruhe zu finden,
- Gutes für die Gesundheit zu tun, wie Sport, Meditation u. Ä.,
- herauszufinden, in welchen Situationen man sich am wohlsten fühlt.

Diese Veränderungen fallen leichter, wenn sich die Betroffenen damit im Vorfeld befassen. Doch spätestens dann, wenn der Ruhestand eingetreten ist und sich alles grau und depressiv anfühlt, ist der Zeitpunkt für eine aktive Analyse gekommen. Nun aber zu den Übungen.

Vorstellungskraft aktivieren und positive Einstellung einstudieren

Für die erste Übung bedarf es Vorstellungskraft:

Nehmen wir zwei Rentner als Beispiel, bei denen der Ruhestand gerade eingetreten ist. Der erste ist pessimistisch. Er fühlt sich leer, die Arbeit fehlt, weil bisher alles schön geregelt ablief. Jetzt lebt er in den Tag hinein, es gibt keine wirkliche Ordnung. Für die Aufgaben, die er hatte und erledigte, gab es im Beruf Anerkennung. Diese fehlt ihm jetzt als Rentner. Ach, irgendwie ist das Leben für ihn jetzt grau.

Der zweite Rentner hat ebenfalls gerade seine Rente begonnen. Er hat seinen Tag bereits gut durchstrukturiert und genießt das Rentnerdasein in vollen Zügen. Er schläft erst einmal etwas länger. Zudem beginnt er jeden Morgen mit einem ausgiebigen Frühstück. Danach liest er die Zeitung und hört die Nachrichten im Radio. Anschließend erledigt er die Hausarbeit und geht einkaufen. Im Anschluss bereitet er sich und seiner Frau ein leckeres Mittagessen zu. Den Nachmittag hat er sich für Sport freigehalten. Danach setzt er sich für eine Stunde an den Computer und bastelt etwas herum. Kürzlich hat er ein neues Foto-Programm für sich entdeckt. Zwei Abende in der Woche widmet er dem örtlichen Kunstverein. Ein buntes Rentnerleben.

Ist der Unterschied zwischen den beiden Rentnern klar? Der eine wirkt pessimistisch, melancholisch und lethargisch, der andere sehr aktiv und voller Lebensfreude. Es ist der Blickwinkel, der beide unterscheidet. Wer sich im ersten Rentner-Typ wiederfindet, sollte sich vom zweiten eine Scheibe abschneiden und seinen Blickwinkel ändern. Denn das versetzt Berge.

> Es ist wichtig, der Zukunft offen und positiv gegenüberzustehen. Man darf und sollte sich ruhig mit den eigenen Wünschen und Träumen auseinandersetzen.

Aber wie lassen sich die eigenen Wünsche entdecken? Wie findet man für sich heraus, was sinnvoll ist? Folgende Übung hilft dabei. Es handelt sich dabei um essenzielle Lebensfragen. Für diese Übung sollte deshalb etwas Zeit eingeplant werden.

Der Frage-Test zum Ruhestand

Bevor es um die Ideen und Vorschläge im Buch geht, sind in dieser Übung die Leser gefragt, sich Gedanken über ihre Zukunft zu machen. Sie sollten sich einen Moment Zeit nehmen und die folgenden Sinn- und Lebensfragen zur Selbstreflexion ganz ehrlich und unvoreingenommen beantworten. Diese Fragen helfen, sich auf den Ruhestand vorzubereiten und sich neu zu orientieren. Um sich an die veränderte Wirklichkeit anzupassen, sind Fragen nach dem Sinn des Lebens stets von großem Nutzen. Die nachfolgende Analyse wird nicht nur Wünsche und Vorstellungen klarer erscheinen lassen, sondern zudem mögliche Blockaden aufspüren. Gleichzeitig werden persönliche Fähigkeiten erkannt.

Aber wie genau helfen Fragen bei einer sinnvollen Lebensgestaltung? Der Mensch wird sich durch die intensive Auseinandersetzung mit den Fragen seiner Sinnzusammenhänge wieder bewusst. Denn wer sich nicht im Zusammenhang erlebt – nicht spüren kann, wofür oder für wen gelebt wird, ob man eine Hilfe für andere ist oder nicht und wie es wäre, wenn der Beruf nicht mehr ausgeführt werden würde –, findet keine Sinnhaftigkeit. Selbst die Hausarbeit oder die Ausübung eines Hobbys kann Nutzen und Sinn stiften, wenn es für einen selbst oder für jemanden anderen getan wird. Es ist also die Verbundenheit, die Sinn erzeugt. Andernfalls ist man in der Sinnlosigkeit gefangen. Menschen, die kurz vor dem Ruhestand stehen, sollten nicht auf den dunklen Zeitpunkt warten, sondern im Hier und Jetzt bereits etwas verändern.

- Je mehr sich Rentner in einem Zusammenhang verstehen, desto sinnvoller ist ihre Lebensgestaltung im Ruhestand.
- Schutz, Halt, Sicherheit, Verlässlichkeit und Raum – das gibt Ruheständlern das Gefühl, in der Welt sein zu dürfen.
- Nur durch aktives Zuwenden wird das Leben im Ruhestand fühlbar.
- Der Ruhestand ist der perfekte Moment, um so sein zu können, wie man ist. Gelingt es Rentnern nicht, sie selbst zu sein und Selbstwert zu haben, entstehen Einsamkeit und Verlassenheitsgefühle.

Die Antworten auf folgende Sinn- und Lebensfragen sollten am besten notiert werden, denn so lassen sie sich in bestimmten Momenten wieder hervorholen. Die Reihenfolge der Fragen spielt dabei eine geringe Rolle. Es geht darum, sich selbst besser kennenzulernen und einzuschätzen, und die Fragen helfen, herauszufinden, was man noch im Leben erreichen möchte. Sie fördern die Formulierung von klaren Zielen. Außerdem tragen sie dazu bei, das Leben, so wie es sich momentan zeigt, intensiver wahrzunehmen und zu verstehen.

Natürlich müssen nicht alle Fragen auf einmal beantwortet werden.

Allgemeine Sinnfragen

- *Was glauben Sie: Ist das Leben vorbestimmt oder entsteht es aus unseren Entscheidungen? Oder ist es ein Mix aus beidem?*
- *Wie verantwortlich sind Sie für Ihr Handeln?*
- *Was ist aus Ihrer Erfahrung der Unterschied zwischen der Liebe für andere Menschen und der Liebe zur eigenen Arbeit?*
- *Beschreiben Sie die bisher mutigste Entscheidung, die Sie in Ihrem Leben getroffen haben. Welche Op-*

tionen standen Ihnen zur Verfügung und was macht die getroffene Entscheidung aus Ihrer Sicht mutig?
- *Beschreiben Sie eine Situation, in der Sie sich selbst voll hingegeben haben, ohne sich aufzuopfern.*
- *Nennen Sie einen Lebensbereich, den Sie tiefer erfahren möchten.*
- *Wo verbringen Sie die meiste Zeit: in der Vergangenheit, Gegenwart oder Zukunft? Warum ist das so?*
- *Beschreiben Sie eine für Sie bedeutsame Begegnung mit einem älteren Menschen. Wie kam sie zustande?*
- *Beschreiben Sie eine Zeit im Leben, in der Sie zu sehr mit sich selbst beschäftigt waren.*
- *Beschreiben Sie eine Zeit im Leben, in der Sie sich zu sehr gesorgt hatten, was andere gedacht haben.*
- *Wonach streben Sie?*

Fragen zum Ruhestand

- *Was wollten Sie schon immer mal tun?*
- *Was hat Ihnen als Kind besonders Spaß gemacht?*
- *Wovon haben Sie schon immer geträumt?*
- *Was haben Sie sich nie getraut?*
- *Wofür hatten Sie nie Zeit?*
- *Welche kreative Gabe haben Sie nie ausgelebt?*
- *Welche Pläne haben Sie für den Ruhestand und in welcher Beziehung stehen Ihre Absichten zu den Wünschen, die Sie als Person ganz allgemein haben?*
- *Was sehen und fühlen Sie, wenn Sie an die Rente denken?*
- *Was werden Sie durch die Rente gewinnen?*
- *Möchten Sie weiterhin arbeiten – bezahlt oder unbezahlt?*
- *Welchen Lebensinhalt gibt es neben dem Arbeitsleben noch?*

- *Wie möchten Sie das erste halbe Jahr des Ruhestands gestalten?*
- *Worüber könnte sich die Familie freuen, wenn Sie mehr Zeit haben?*
- *Was könnte für Ihre Familie zur Herausforderung werden?*
- *Welchen Beziehungen möchten Sie sich widmen?*
- *Welches Erlebnis haben Sie immer wieder aufgeschoben oder für den Ruhestand aufgehoben?*
- *Was möchten Sie noch lernen?*
- *Wie möchten Sie nicht im Ruhestand leben?*
- *Wie möchten Sie Ihren Alltag gestalten, wenn es keine beruflichen Einschränkungen mehr gibt?*
- *Welchen Lebensstil möchten Sie mit den weniger zur Verfügung stehenden finanziellen Mitteln aufrechterhalten?*
- *Wie gehen Ihr Partner und Sie selbst damit um, dass Sie in Zukunft viel öfter zu Hause sind?*

Die persönlichen Antworten bilden das Fundament für das Denken und Handeln im Ruhestand. Sie werden Mut machen, kompetent und konstruktiv mit dem neuen Lebensabschnitt umzugehen. Zudem wecken sie die Neugier für Anregungen zur Vorbereitung. Es ist wichtig, zu verstehen, dass diese Fragen gestellt und beantwortet werden müssen, um den eigenen Erwartungen und Werten gerecht zu werden. Sie bilden eine Bestandsaufnahme für das Leben. Indem man überlegt, was vom Leben erwartet wird und was ein glückliches Leben ausmacht, kann man sich auf seine Werte und Prioritäten konzentrieren und gleichzeitig Akteur des eigenen Lebens sein. Die Fragen sind nicht das einzige Tool, das angehenden Rentnern zur Verfügung steht. Im Folgenden werden weitere Möglichkeiten zur Sinnfindung, Selbstverwirklichung und Zielsetzung im Ruhestand vorgestellt.

Weitere Tools zur Sinnfindung und Vorbereitung auf den Ruhestand

Gerade in Krisen und bei einschneidenden Erlebnissen, wie dem Einstieg in den Ruhestand, fehlt vielen Menschen der Glaube daran, dass es in dieser Lebenssituation einen Sinn gibt. Die Arbeit, als mögliche Sinninstanz, ist abhanden gekommen. Sie ist nicht mehr Teil der Lebenswirklichkeit. Sinn sollte in der Rente deshalb neu erschaffen werden. Und zwar in Form von Absichten, Zielen und Zwecken. Im Folgenden werden verschiedene Tools zur Sinnfindung näher beleuchtet. Mit ihnen können sich angehende Ruheständler und frischgebackene Rentner auf den dritten Lebensabschnitt vorbereiten. Sie unterstützen die Zielsetzung und Ressourcenplanung und stärken den Geist für das, was kommt.

Erinnerungsanker für mentale Kraft und Zielsetzung

Alles, was hilft, sich über die Erinnerung neu zu entdecken, ist bei der Vorbereitung auf den Ruhestand ein nützliches Instrument. Ein Beispiel wäre das Durchblättern von alten Fotoalben. Vielleicht fällt einem dabei ein, was man schon immer mal machen wollte, es aber nie umgesetzt hat, weil es irgendwann in Vergessenheit geriet. Oder was einem als junger Mensch Spaß gemacht hat, aber wofür man später keine Zeit mehr hatte. Vielleicht sorgen die Erinnerungsanker, die in den alten Fotos stecken, für neue Ziele und Ideen. Denn oft passiert Folgendes: Sobald man seine alten Wünsche wiedererkennt und daraus Lebensziele definiert, setzt sich mental etwas in Bewegung. Und zwar startet dann der Prozess der Realisierung dieser Wünsche und Ziele. Neben dem Durchblättern von alten Fotoalben dient auch ein Spaziergang oder ein Brainstorming-Abend mit dem Partner als Erinnerungsanker. Mit ihm lassen sich alte Träume und Ziele hervorholen und gemeinsame Ideen und Visionen kreieren, die darüber hinaus auch die Partnerschaft im Ruhestand bereichern.

Erinnerungsanker können auch Gegenstände, Dinge und Handlungen bilden, mit denen sich Erinnerungen, alte Wünsche und Träume wieder ins Gedächtnis rufen lassen. Sie alle unterstützen die Zielfindung und bauen mentale Stärke auf.

In schwachen Momenten, bei Krisen oder Zweifeln lassen sich die geplanten Ziele und Wünsche mit einfachen Tricks wieder in Erinnerung rufen. Dazu koppelt man sie an positive Gefühle und Emotionen. Ein Beispiel: Das Aufrufen von Gefühlen lässt sich mit einer bestimmten Handlung wie dem Massieren des Ohrs verbinden. Sobald man seine Ohren knetet, werden die positiven Emotionen hervorgerufen und ausgelöst. Sie verleihen einem erneut die nötige Kraft, um die Ziele und Wünsche für den Ruhestand zu realisieren. Wer das Massieren des Ohres lieber sein lassen möchte, kann sich mit Kärtchen in Visitenkartenformat behelfen, um seinen Fokus nicht zu verlieren. Diese sind klein und handlich, passen problemlos in den Geldbeutel und eignen sich ebenfalls als idealer Erinnerungsanker. Leere Visitenkarten sind in jedem Bürofachgeschäft erhältlich. Darauf lassen sich Stichwörter und Ziele, aber auch Fragen notieren. Pro Kärtchen sollte nicht mehr als ein Ziel oder Wunsch stehen. Wann immer einem danach ist, lassen sich die Karten hervorholen. Man kann auch konkret einen Tag in der Woche bestimmen, an dem man sich damit beschäftigt. So behält man die eigenen Ziele stets im Fokus

Vision-Board gestalten

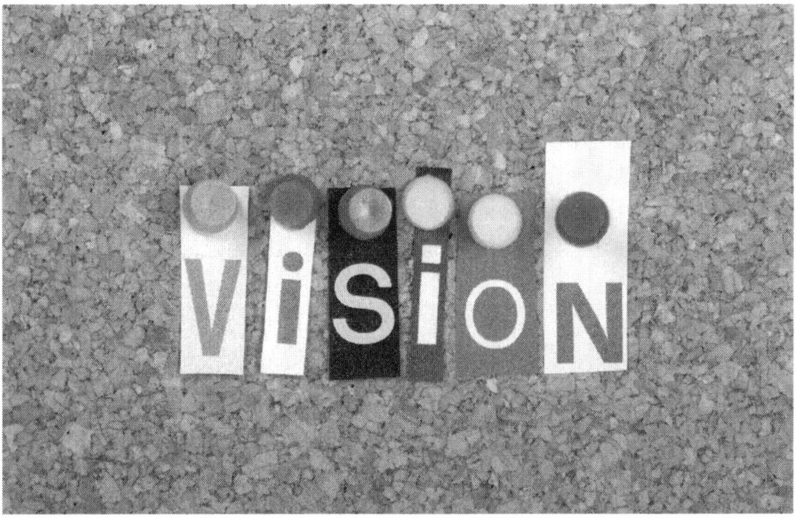

Das Vision-Board, das die junge Generation bereits als Standard-Tool zur Visualisierung und Motivierung verwendet, kann auch von Vorruheständlern einmal ausprobiert werden. Warum sollten die eigenen Träume, Wünsche und Vorstellungen nicht auch visualisiert werden? Womöglich lässt sich so eine völlig neue Perspektive entdecken. Das Vision-Board besteht aus einer Collage von Bildern, Stichworten und Zielsetzungen, die dabei helfen, das Gewünschte und Erstrebte zu verwirklichen.

Ein Vision-Board kann helfen, sich auf die Zeit nach dem Beruf vorzubereiten und sich über die Wünsche und Ziele klar zu werden. Vielleicht lassen sich dabei ganz neue Perspektiven entdecken.

Wie funktioniert das Erstellen eines Vision-Boards? Die „Tafel der Visionen" sollte zunächst in Kategorien unterteilt werden. Ideal ist eine Unterteilung in zehn Lebensbereiche. Das können zum Beispiel sein: Familie,

Geld & Finanzen, Urlaub, Freundschaft, Partnerschaft, gesellige Tätigkeiten, Hobbys & Sport, Sinnfragen, Gesundheit, räumliche Umgebung & Wohnen, Kreativität, Freizeit und Fitness. Auf jeden Fall sollten jene Bereiche ausgewählt werden, die für einen von großer Wichtigkeit sind. Durch die Aufteilung in verschiedene Bereiche fallen das Priorisieren und Strukturieren leichter. Ebenfalls hilft es, die einzelnen Ziele in Zeitspannen zu unterteilen. Somit wird sichtbar, was langfristig, kurzfristig und mittelfristig erreichbar ist. Durch das Vision-Board ist es möglich, sich schnell auf das Wichtige zu fokussieren. Zudem gibt es einem ein motivierendes Gefühl. Auch bei der Entscheidungsfindung ist ein Vision-Board von Vorteil.

Beim Erstellen des Vision-Boards muss sich keinesfalls unter Druck gesetzt werden. Es muss auch nicht an einem Tag erstellt werden. Hier ist es sinnvoll, sich genug Zeit zu lassen und das Board in Ruhe weiterzuentwickeln. Damit es genug Platz bietet, ist es außerdem ratsam, sich einen Fotokarton oder großes dickes Papier zu besorgen, am besten in der Lieblingsfarbe. Für die Visualisierung der Träume und Wünsche sind anschließend passende Bilder und Illustrationen erforderlich, die sich in Zeitschriften, Zeitungen und Magazinen finden lassen. Aber auch eigene Bilder oder Bilder aus dem Internet, die ausgedruckt werden, sind geeignet. Wer kreativ ist und gerne malt, kann seine Visualisierungen zeichnen. Sind die passenden Bilder gefunden, müssen sie nur noch aufgeklebt werden und mit passenden Worten, Zitaten, Affirmationen und Schlagwörtern versehen werden.

Warum eigentlich Bilder? Wissenschaftler haben herausgefunden, dass das Gehirn Bilder besser verarbeiten kann als Text. Der Mensch nimmt Bilder sogar 60.000 mal schneller wahr als Texte. Das wiederum stimuliert das langfristige Erinnern.

Sobald das Vision-Board fertig ist, sollte es einen besonderen Platz bekommen. Entweder man hängt es auf, sodass man es jeden Tag vor Augen hat, oder man stellt es neben das Bett oder seinen Schreibtisch. Wichtig ist jedenfalls, dass das Vision-Board sichtbar ist, da es sonst schnell wieder in Vergessenheit gerät.

Ressourcenplanung mit einer Liste

Wenn die Ziele, Vorstellungen und Wünsche bekannt sind, geht es an die Frage, ob dafür die notwendigen Ressourcen vorhanden sind. Auf den ersten Blick mag diese Übung etwas trocken wirken. Doch die Frage: „Was gibt mir Kraft?", ist absolut legitim. Und Kraftquellen gibt es verschiedene: soziale, materielle und psychische. Sich all dieser Ressourcen bewusst zu werden, vertreibt nicht nur die schlechte Laune über den bevorstehenden Ruhestand. Sie zu kennen, bedeutet, zu wissen, welche Ziele sich umsetzen lassen und welche Handlungsmöglichkeiten einem zur Verfügung stehen. Schnell wird klar, was machbar ist – und was nicht.

Für die Übung sind rund 15 Minuten Zeit erforderlich. Man benötigt einen Stift und ein Blatt Papier. Darauf sollten alle Ressourcen, die vorhanden sind, notiert und im Anschluss den jeweiligen Zielen zugeordnet werden.

Zu den Ressourcen zählen unter anderem Besitz, Einkommen, Versicherungen, Informationsquellen, Partnerschaft, Freundschaften, Nachbarschaft, Haustiere, Interessenvertretungen, Vereine, Gruppen, Bildung, Fähigkeiten, Gesundheit sowie Lebenserfahrung. Nach der Übung wird ersichtlich, wie es um den eigenen Ressourcenpool bestellt ist und für welche Ziele besonders viele Kraftquellen vorhanden sind. Gibt es in einem Bereich einen Mangel, zum Beispiel einen finanziellen Engpass aufgrund einer kleinen Rente, dann helfen Kreativität oder Familie und Freunde dabei, um mit wenig Geld die Dinge tun zu können, die man sich wünscht.

- Die Ressourcenliste sollte kurz vor dem Schlafengehen noch einmal durchgesehen werden, um zu überlegen, welche Ressourcen oder Kraftquellen am Tag genutzt wurden. So wird man sich immer besser der eigenen Kräfte und Möglichkeiten bewusst.
- Hilfreich ist es auch, den Partner oder andere nahestehende Personen zu fragen, welche Kraftquellen sie in einem wahrnehmen. Meistens bekommt man interessante Dinge zu hören, die zudem das Selbstbewusstsein steigern.

Übungen für das Erstellen eines Tages- und Wochenplans im Ruhestand

Zwar ist es verlockend, am Anfang des Ruhestands in den Tag hineinzuleben, doch es ist gefährlich. Denn schnell verwandelt sich die bequeme Nichts-Tun-Phase zu einer negativen Routine, in der man nicht weiß, was man mit der Zeit anfangen soll. Sinnvoller ist es, den Elan aus dem Berufsleben zu nutzen, um zu überlegen und zu planen, wie sich der Alltag im Ruhestand gestalten sollte. Ein Tages- oder Wochenplan hilft dabei. Um diesen zu strukturieren, können folgende Fragen verwendet werden. Mit ihnen lässt sich der eigene Rhythmus recht schnell herausfinden.

- *Welche festen Bausteine des bisherigen Lebens möchten Sie beibehalten? (Warmes Mittagessen, Sport am Nachmittag, Vereinsaktivitäten usw.)*
- *Was möchten Sie nicht mehr machen? (Evtl. Ehrenämter, lästige Aufgaben, Dinge, die einen nicht mehr erfreuen etc.)*
- *Was möchten Sie im Ruhestand neu oder mehr tun? (mehr Sport, mehr Reisen, mehr Hobbys, ...)*
- *Lassen sich schon feste Termine erkennen? (Fußball am Montagabend, Vereinssitzung jeden Donnerstag etc.)*

- *Wie viel unverplante Zeit bleibt in etwa übrig? Sind Sie damit zufrieden?*
- *Wie viel gemeinsame Zeit lässt sich mit dem Partner verbringen?*
- *Welche neuen Pläne könnten zu einer festen Gewohnheit werden?*

Anhand der Antworten lassen sich Eckpunkte für jeden Tag festhalten und so bereits ein grober Wochenplan erstellen. So konkret vor Augen lässt sich außerdem schnell erkennen, ob zu viele Aktivitäten geplant sind oder etwas verändert werden sollte. Bei dieser Übung geht es noch nicht darum, einen fixen Plan zu kreieren. Sie ist eher als eine Art Hilfestellung anzusehen, mit der sich neue Gewohnheiten einführen lassen und mit der man einen Ausgleich zwischen Freizeit und Tätigkeiten findet.

Bei dieser Übung ist es ratsam, die Partnerin oder den Partner miteinzubeziehen, um sich ihre oder seine Bedürfnisse anzuhören und sich abzustimmen. Wenn einer oder beide in den Ruhestand gehen, braucht es eine Neuverteilung der Aufgaben und des Alltags. Damit eröffnet sich die Chance, offen mit der Partnerin oder dem Partner zu sprechen, wie viel eigene Zeit, sprich Alleinzeit, man einander zugestehen möchte.

Teilnahme an Seminaren und Coachings

Wem es schwerfällt, sich mit sich selbst auseinanderzusetzen, und wer Hilfe oder Unterstützung von außen benötigt, kann zur Vorbereitung auf den Ruhestand an einem Seminar oder Coaching teilnehmen. Die externe Unterstützung hilft, ein positives Selbstbild zu entwickeln und Ideen zu finden, um die Rente positiv zu gestalten. Zudem steht man mit seinen Zweifeln, Ängsten und Unsicherheiten nicht alleine da.

Die Seminare werden von verschiedensten Organisationen, Institutionen, Privatpersonen und zum Teil sogar dem eigenen Arbeitgeber angeboten. Auch Kirchen, Vereine und Verbände veranstalten Seminare zu diesem Thema. Nicht alle Seminare und Coachings sind kostenpflichtig. Wenn nötig, gibt es für eventuelle Kosten einen Arbeitgeberzuschuss. In den Seminaren und Coachings nähert man sich dem Thema Ruhestand über unterschiedliche Sichtweisen. Zudem bespricht man Fragen, Sorgen und Ängste, die Anregungen für die neue Zeit mit sich bringen. Die Teilnehmer befassen sich in der Regel mit ihrer Einstellung zum Alter und Ruhestand und hinterfragen Gedanken, die möglicherweise einschränken. Sie lernen, ein positives Bild über den dritten Lebensabschnitt zu kreieren und sich selbst als Rentner zu sehen. Wer im Ruhestand den Wunsch hat, seine beruflichen Erfahrungen woanders einzubringen, kann bei einem Coaching lernen, wie und in welchen Bereichen das möglich ist. Seminarleiter thematisieren diesbezüglich oft die Balance zwischen Ruhe und Beschäftigung. Gerade bei Männern, die bisher in ihrem Leben beruflich stark eingespannt waren, droht die Gefahr, dass sie sich in der Rente überfordern, um beweisen zu können, dass sie noch dazugehören. Doch der Selbstwert wird im Ruhestand nicht mehr aus der Arbeit gezogen. Auch das sind Problematiken, die in Seminaren und Coachings behandelt werden.

Des Weiteren geht es in den vorbereitenden Ruhestands-Seminaren um praktische Aspekte wie die Beantragung der Rente, Versicherungen und andere finanzielle Fragen. Einige Seminare beschäftigten sich zudem mit Fitness, Sport und altersgemäßen Bewegungsabläufen sowie mit Religion und Philosophie.

Seminare und Coachings haben den Vorteil, dass man sich mit Gleichgesinnten austauschen kann. Das regt zum Nachdenken und zur Selbstreflexion an, motiviert und fördert die Vorbereitung auf den Ruhestand.

Mit diesen Übungen und Tipps zur Vorbereitung sollte das Setzen von Zielen möglich sein. Denn der Sinn des Lebens und des eigenen Glücks hängt stets mit den eigenen Wünschen und Mitteln sowie den eigenen Gestaltungsmöglichkeiten zusammen. Im Ruhestand sollte sich jeder mit dem, was er tut, identifizieren können. Eine Liste mit Zielen hilft, die Orientierung nicht zu verlieren, sodass man sich nicht vom eigenen Lebensweg entfernt. Die Ziele, Wünsche und Bedürfnisse lassen sich natürlich jederzeit ändern.

In den folgenden Kapiteln werden konkrete Ideen vorgestellt, die als Anregung oder zur konkreten Umsetzung von Zielen und Wünschen dienen können. Diese lassen sich mit der eigenen Wunschliste abgleichen. So können vage Ideen in konkrete Unternehmungen, Projekte und Vorhaben umgesetzt werden. Auch lässt sich die Liste mit weiteren Ideen bereichern. Vor allem geht es darum, herauszufinden, woran man persönlich Freude hat und mit welchen Aktivitäten man das dritte Lebensalter gestalten kann.

Aktivitäten, um mit Elan in den Ruhestand zu starten

Mein Elan-Empfang ist heute wieder schlecht. Und mein Tatenvolumen ist auch schon aufgebraucht.
(Unbekannt)

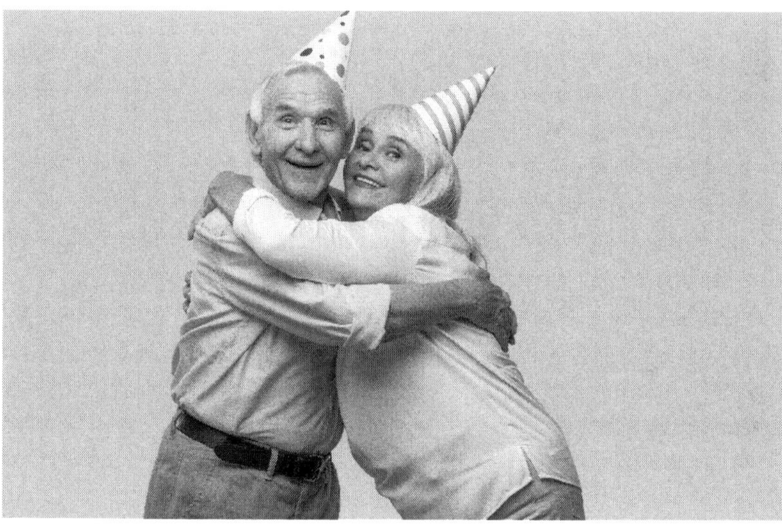

Um den Ruhestand mit einem positiven Gefühl zu beginnen, werden im Folgenden 20 Aktivitäten und Tipps vorgestellt, die dafür sorgen, dass der dritte Lebensabschnitt voller Elan gestartet wird. Denn nichts ist in der Rente schlimmer als Antriebslosigkeit sowie fehlende

Energie. Mit einer Portion Elan und innerer Zufriedenheit lässt sich der Alltag mit Kraft und Ausgeglichenheit füllen. Mit folgenden spannenden, kreativen, hilfreichen und ausgefallenen Ideen und praktischen Tipps für deren Umsetzung tankt man bewusst Energie und Kraft und macht der Antriebslosigkeit den Garaus. Ansonsten wird diese zu einem dauerhaften Zustand in der Rente. Und je länger man antriebslos bleibt, desto negativer werden die damit verbundenen Auswirkungen. Deshalb gilt es, frühzeitig etwas dagegen zu unternehmen. Mit den nachfolgenden Tipps für elanvolle Aktivitäten werden angehende Ruheständler die Arbeit garantiert nicht vermissen und energievoll in die Rente gehen. Sie sind ein optimales Mittel gegen anfängliche Ruhestands-Depression. Also, nichts wie ran – statt die gerade begonnene Rentenzeit einfach abzusitzen, wird jetzt aktiv gelebt. Ausreden gibt es keine mehr!

1

Beim Start in die Rente auf sich achten!

Auf sich zu achten, ist zwar keine Aktivität, doch die Voraussetzung für ein erfülltes und elanvolles Leben im Ruhestand. Auch wenn es zu keinen Belastungen mehr im Job kommt, bedeutet das nicht, dass der Alltag im Ruhestand stressfrei ist. Schlafstörungen, Herzrasen, Herzinfarkt, Burn-out oder Schlaganfall – der Einstieg in die Rente kann ein Gesundheitsrisiko darstellen. So hat das RWI Leibniz-Institut für Wirtschaftsforschung rund 800.000 Daten von Rentnern ausgewertet und festgestellt, dass der Renteneintritt negative Folgen für die Gesundheit haben kann. Das gilt laut den Forschern vor allem für Männer aus gut bezahlten, höhergestellten Jobs. Denn sie leiden im Ruhestand unter sozialer Isolation, weil sie Berufsprestige, Anerkennung und soziale Netzwerke verlieren. Zudem erhöht sich die Sterblichkeitsrate durch den entstehenden emotionalen und psychischen Stress um rund vier Prozent. Denn viel Stress beeinträchtigt das Immunsystem und die Fähigkeit, Krankheiten und psychische Gesundheitsprobleme zu bekämpfen. Die Auswertung hat ergeben, dass die größten Gesundheitsrisiken in den ersten sechs Monaten nach Renteneintritt entstehen. Damit der Stress nicht krank macht, muss man auf sich achten und bewusst leben.

Auf sich zu achten, bedeutet, sich verstärkt Gedanken um das eigene Stresslevel zu machen. Fühlt man sich über- oder unterfordert? Wodurch entsteht der eigene Stress? Was wird als stressig oder anstrengend empfunden? Ist es das Fehlen der Routine im Beruf und der gewohnten Abläufe? Oder geht die Planung nicht auf, weil sich bereits zu viel vorgenommen wurde? Stress kann auch mit dem Partner oder aufgrund anderer Umstände entstehen. Für den Stressabbau ist es sinnvoll, positiv zu bleiben sowie negative Gedanken und Gespräche zu vermeiden. Es gibt für alles eine Lösung, egal um welches Problem es sich handelt. Wer fokussiert bleibt und den Verstand aktiv hält, kann Stress ebenfalls abbauen. Weiterhin helfen Bewegung und Sport aller Art. Egal ob Radfahren, Wandern, Spazierengehen, Schwimmen, Yoga oder Laufen – jede Aktivität steigert die Ausschüttung von Glückshormonen und verbessert das Herz-Kreislauf-System. Überdies helfen Entspannungstechniken oder Meditation. Sie basieren auf jahrhundertealten Techniken zur Achtsamkeit. Dabei geht es darum, im Hier und Jetzt zu sein und jeden Moment in Echtzeit zu leben. Das verspricht Zufriedenheit und Freude und sorgt für Entschleunigung.

2

Laster endlich loswerden

Der Ruhestand eignet sich perfekt, um Laster und schlechte Gewohnheiten loszuwerden. Schließlich läutet die Rente den dritten Lebensabschnitt ein, der einen weiteren großen Teil des Lebens von 20 Jahren und mehr ausmacht. Egal ob Zigaretten, Alkohol, ungesundes Essen, zu viel Süßigkeiten, zu wenig Sport – nachdem man das Arbeitsleben hinter sich gelassen hat, gibt es keine Ausrede mehr. Die Zeit, Laster loszuwerden, ist endlich gekommen. Dies am Anfang des Ruhestands zu bewältigen, ist sinnvoll, denn man motiviert sich damit für einen gesunden und achtsamen Lebensstil in der Rente. Die Risiken, die durch zu viel Alkohol, Zigaretten und Co. entstehen, nehmen mit zunehmendem Alter zu. Etwa jeder zweite Mann, der unter Lungenkrebs leidet, hat ihn durch das Rauchen bekommen. Es spielt keine Rolle, wann mit dem Laster aufgehört wird, die Gesundheit wird sich stets bedanken. Bei Rauchern fanden Forscher zum Beispiel heraus, dass sich das Risiko für einen Herzinfarkt oder Schlaganfall durch einen Rauchstopp – auch im höheren Alter – deutlich verringert. Wer in der Rente weiter raucht, hat ein doppelt so hohes Risiko, an einer schweren Krankheit zu erkranken, als Nichtraucher oder Ex-Raucher. Studien zeigen, dass bereits nach fünf Jahren Abstinenz eine gesundheitsförderliche Wirkung eintritt.

Der Start in den Ruhestand bildet also eine hervorragende Gelegenheit zur Entwöhnung. Denn für das Abgewöhnen eines Lasters benötigt der Körper Zeit und Ruhe. Zum Glück braucht es lediglich maximal drei Monate, bis sich der Körper entwöhnt hat. Man muss nur durchhalten, sich mit angenehmen Aktivitäten ablenken und viele Dinge unternehmen, die ebenfalls Glücksmomente auslösen. Wichtig ist, dass der Wunsch, mit dem Rauchen oder Trinken aufzuhören, aus einem selbst herauskommt. Das gilt für jedes Laster. Auch sollte das „lasterfreie" Leben nicht als Leben mit Verzicht angesehen, sondern als Gewinn für Gesundheit und Lebensqualität verbucht werden. Familienmitglieder und die Partnerin oder der Partner werden sich freuen, dass man endlich mit dem Laster aufhört. Sie müssen sich dann weniger Sorgen machen.

Drogen und Laster aller Art sorgen für die Ausschüttung von Glückshormonen und suggerieren dem Gehirn, dass man etwas Lebenswichtiges tun würde. Das Gehirn gewöhnt sich an die ständige Verfügbarkeit dieser Drogen und Laster und straft den Abhängigen mit schlechter Laune, Stress und sogar Depressionen. Das ist ein Grund, warum viele Menschen es während ihres Arbeitslebens nicht schaffen, von Alkohol, Zigaretten und Co. wegzukommen.

3

Im Ruhestand studieren

Wer studiert hat, erinnert sich sicher gerne an diese Zeit zurück. Für viele Menschen war es die schönste Zeit des Lebens. Warum also nicht im Ruhestand noch einmal studieren und die Atmosphäre der Universität genießen? Und das auch noch ganz ohne Druck und Prüfungszwang. Es sei denn, man strebt mit Ende 70 tatsächlich noch einen zweiten Abschluss an. Als Ruheständler stehen einem, was das Studium betrifft, alle Türen offen. Als Gasthörer kann man an so gut wie jedem Studiengang teilnehmen. Und ein Studium als Rentner liegt im Trend. Man ist also nicht alleine auf weiter Flur. Statistiken zufolge sind mittlerweile mehr als die Hälfte der Gasthörer über 60 Jahre alt. Was die tatsächlichen Studierenden betrifft, so ist rund eine halbe Million davon bereits im Ruhestand. Zu den beliebtesten Fächern bei den Ruheständlern zählen Naturwissenschaften, Sprachen, Geschichte, Kunstgeschichte und Philosophie. Aber auch Studiengänge der Medizin, Psychologie, des Journalismus und andere Fächer werden von Rentnern gerne belegt. Als Gasthörer muss man außerdem keine Zugangsbeschränkungen befürchten. Es bedarf nicht einmal des Nachweises eines Abiturs oder einer anderen Qualifikation. Nur wer ordentlich studieren möchte, muss die klassischen Hochschulzugangsberechtigungen beachten und entsprechende Schul- und Abschlusszeugnisse vorlegen. Bei einigen Studiengängen muss eventuell ein Auswahlverfahren absolviert werden. Neben einem Zweitstudium bietet der Ruhestand zudem die Möglichkeit, eine bereits durchlaufene akademische Laufbahn zu Ende zu bringen und zum Beispiel die Doktorarbeit zu beenden. Viele Senioren promovieren bis ins hohe Alter. Die älteste Doktorandin Deutschlands ist über 90 Jahre alt. Das motiviert, die eigenen akademische Ziele wieder ins Auge zu fassen.

Übrigens bestehen an einigen Universitäten spezielle Seniorenstudiengänge. In München gibt es sogar eine eigene Senioren-Universität, siehe https://www.seniorenstudium.uni-muenchen.de/index.html. Altersgrenzen herrschen dort keine. Die Vorteile dieses Studiums liegen auf der Hand: Man befindet sich unter Gleichgesinnten. Auch besteht kein Abgabedruck von Hausarbeiten oder Prüfungsstress – und wenn doch, dann ist er an die Lernfähigkeiten und Zeiten, die Ruheständlern zur Verfügung stehen, angepasst. Auch werden die Vorlesungen von den Professoren speziell für ältere Menschen gestaltet. Studierbar sind im Seniorenstudium ebenfalls viele Fächer. Sie können mit oder ohne Abschlussprüfung abgeschlossen werden.

An jeder Hochschule in Deutschland gibt es Regelungen für Seniorstudenten und Gasthörer. Das Angebot an den jeweiligen Universitäten variiert allerdings. Das gilt ebenfalls für Gebühren und Zugangsvoraussetzungen. Der AVDS e.V. veröffentlicht deshalb jedes Jahr einen umfassenden Studienführer für Seniorstudenten und ältere Gasthörer. Dieser dient als Wegweiser durch den Uni-Dschungel und informiert über alle wichtigen Details. Er ist auf der Homepage des Vereins, http://www.avds.de/, gegen eine kleine Gebühr erhältlich.

Ein Studium im Ruhestand hält geistig fit und sorgt für ein neues soziales Netzwerk. Denn schließlich lernt man im Hörsaal neue Menschen kennen. Man kann sich im Seniorenstudium fortbilden und das auch ohne Abitur. Die Gebühren betragen pro Semester zwischen 30 und 300 Euro. Wer von zu Hause studieren will, meldet sich bei einem Online-Studiengang an oder absolviert ein Fernstudium. Der Vorteil im Fernstudium oder Online-Studium ist, dass es sich im eigenen Tempo studieren lässt und man zeitlich nicht an Vorlesungen gebunden ist. Man kann sich das Studium flexibel organisieren und lernt, wann es in den Alltag passt.

4

Musikinstrumente im Ruhestand lernen

Für das Lernen ist es nie zu spät. Auch nicht mit 66 Jahren. Da fängt das Leben erst an. Und was gibt es da Passenderes als das Erlernen eines Musikinstruments? Das steigert die Lebensqualität und beugt Demenz vor. Egal ob E-Gitarre, Klavier, Trompete, Geige, Flöte oder Hackbrett –

wer im Ruhestand ein Instrument lernen möchte, hat verschiedene Möglichkeiten. Entweder meldet man sich für Gruppenunterricht an einer Musikschule oder Volkshochschule an, oder man nimmt Privatstunden. Bei Letzterem hat man die ganze Aufmerksamkeit des Lehrers und dieser kann seinen Unterricht an das eigene Lerntempo anpassen. Wer ganz mutig ist, kann auch bei YouTube und anderen Online-Plattformen oder per App Musikunterricht in Eigenregie nehmen. Musikpädagogen raten, das gewünschte Instrument den Vorlieben nach auszuwählen, damit das Musizieren auch Spaß macht. Übrigens entdecken immer mehr Ruheständler den Musikunterricht für sich. An den deutschen Musikschulen sind derzeit viele Schüler über 60 Jahre alt.

Wer in seinem Leben noch nie mit Musik und Instrumenten in Kontakt kam, sollte zum Start nicht gleich ein schwieriges Instrument wie die Oboe oder die Orgel auswählen. Musikdozenten raten Anfängern zu Blockflöte, Klavier, Gitarre oder Trommel. Generell sind Tasteninstrumente am besten geeignet, da die Töne bereits vorhanden sind und nicht erst produziert werden müssen. Doch auch Mundharmonika, Akkordeon und Saxofon eignen sich für Anfänger. Sie stellen zudem beliebte Volksinstrumente bei Rentnern dar. Mit Anleitungsbüchern lassen sich mit etwas Übung schnell Lieder einstudieren. Auch können viele Instrumente in Gruppen oder einem Senioren-Orchester gespielt werden.

Dass das Erlernen eines Instruments und das Musizieren sich positiv auf die Gedächtnisleistung auswirken, dürfte klar sein. Studien belegen, dass sich auch weitere positive Wirkungen für Ruheständler ergeben. Die Studie der amerikanischen Wissenschaftlerin Jennifer A. Bugos ergab, dass sich bei Rentnern nach rund sechs Monaten Musikunterricht die Gedächtnisleistung stark verbessert. Eine weitere Studie zeigt, dass das Musizieren zudem Einsamkeit und Depressionen verhindert. Überdies kam eine Forschung zu Demenz zu dem Ergebnis, dass bei

Ruheständlern, die aktiv musizieren, ein viel geringeres Demenzrisiko gegeben ist als bei Rentnern, die kein Instrument spielen.

Wer schon immer Geige spielen oder am Klavier sitzen wollte, muss im Ruhestand nicht darauf verzichten. Denn auch wenn das Lernen im Alter etwas schwieriger ist, Senior-Schüler können mit Geduld, Übung und Motivation jedes Instrument erlernen. Da man im Ruhestand auch ausreichend Zeit hat, lernt man oft sogar schneller als so mancher Jungspund. Wichtig ist aber, ein Ziel vor Augen zu haben und zu wissen, was man erreichen möchte. Will man ein bestimmtes Musikstück beherrschen oder genügt es, die Familie an Geburtstagen und Weihnachten musikalisch beim Singen zu begleiten? Möchte man eine Senioren-Band gründen oder in einem Orchester spielen? Wer diese Fragen beantworten kann, hat die nötige Motivation für das Erlernen des Instruments gefunden.

5

Ein Ehrenamt ausüben

Der Rentenbeginn bedeutet einen der größten Einschnitte im Leben. Wer seinen Beruf über mehrere Jahrzehnte ausgeübt und geliebt hat und gerne zur Arbeit ging, wird ihn in der Anfangszeit sicher vermissen. Vielen frischgebackenen Rentnern geht es dann ähnlich: Anstatt die Freiheiten zu genießen, fühlen sie sich deprimiert. Die gewohnte Struktur fehlt. Die Rente scheint keine Freude zu machen.

Es kann aber auch anders kommen. Denn die beruflichen Qualitäten muss man im Ruhestand nicht verstauben lassen. Sie lassen sich in anderen Bereichen, wie im Rahmen eines Ehrenamts, einsetzen. Davon gibt es ein Deutschland jede Menge. Laut dem Bundesministerium des Inneren für Bau und Heimat gehen derzeit rund 31 Millionen Bürger einem Ehrenamt nach. Das entspricht rund einem Drittel der Bevölkerung. Ehrenämter gibt es in zahlreichen sozialen, politischen und gesellschaftlichen Bereichen. Je nachdem, wo die eigenen Präferenzen liegen, kann man sich ehrenamtlich auf dem Sportplatz, beim THW, der Feuerwehr, im Seniorenheim, in Schulen und Kindergärten, Krankenhäusern, Tierheimen, der Flüchtlingshilfe, Non-Profit-Organisationen, Vereinen, Orchestern, Chören, der Entwicklungshilfe, im Umweltschutz oder Naturschutz und vielem mehr betätigen. Das Ehrenamt bereichert allerdings nicht nur das eigene Leben, sondern auch die Gesellschaft. Menschen erhalten dank der vielen ehrenamtlichen Helfer Unterstützung und Hilfe. Für Ruheständler ist das Engagement aber nicht nur sinnerfüllt, es macht auch richtig Spaß. Man erfährt Dankbarkeit, lernt viel über sich selbst und kann seine Fähigkeiten und Talente aus dem Berufsleben nutzen, um etwas Gutes zu tun. Ein Ehrenamt bleibt darüber hinaus nicht immer unbezahlt. Je nach Tätigkeit erhält man eine kleine Aufwandsentschädigung. Derzeit liegt die abgabenfreie, sprich steuerfreie Ehrenamtspauschale bei 720 Euro im Jahr oder 60 Euro pro Monat. Für bestimmte ehrenamtliche Tätigkeiten im pädagogischen Bereich ist eine Übungsleiterpauschale von bis zu 2.400 Euro pro Jahr steuerfrei möglich. Wer zum Beispiel als Trainer, Ausbilder, Chorleiter, Pfleger oder Referent ehrenamtlich tätig ist, hat auf die Übungsleiterpauschale einen Anspruch. Sollte die Pauschale über der genannten Grenze liegen, bleibt ein Drittel der Bezüge steuerfrei.

- Auf https://ehrenamt.bund.de/ kann deutschlandweit nach einem passenden Ehrenamt recherchiert werden. Für jedes Bundesland gibt es eigene Ehrenamtportale, sodass die Suche regional stattfinden kann.
- Außerdem kann auf https://govolunteer.com/de/ deutschlandweit nach einem Ehrenamt gesucht werden. Allerdings finden sich in dieser Datenbank vor allem Tätigkeiten des sozialen Engagements.
- Bei Aktion Mensch, zu finden auf www.aktion-mensch.de, lassen sich Ehrenämter im Bereich Kinder- und Jugendarbeit, Umwelt- und Naturschutz und Zusammenleben recherchieren.
- Weitere Möglichkeiten, um ein Ehrenamt zu finden: Ehrenamts-Messen in der Region, Freiwilligenzentren, gemeinnützige Vereine sowie kirchliche Organisationen.

Ehrenamtliches Engagement ist sicher ein guter Weg, um die Rente voller Elan und Begeisterung zu starten. So lassen sich der Beruf, private Fähigkeiten und Leidenschaften zum Hobby machen. Da das Ehrenamt flexibel ausgeübt werden kann – sei es einmal oder mehrfach in der Woche oder auch nur einmal im Monat –, bleibt genug Zeit für andere Dinge. Wenn man sich unsicher ist, welche ehrenamtliche Tätigkeit zu einem passt, sollte man sich fragen, in welchem Bereich man gerne tätig wäre und was man sich durch das Ehrenamt erhofft. Auch sinnvoll ist die Frage, wie viel Zeit man pro Woche erübrigen will.

6

Ahnenforschung – woher stamme ich?

Kommt der Ruhestand, ist Zeit da, um sich besonderen Hobbys zu widmen. Eines davon ist die Ahnenforschung, auch Genealogie genannt. Sie beschäftigt sich mit den eigenen Wurzeln und Vorfahren. Wer schon immer wissen wollte, woher seine Familie kommt, was sie vor ein paar Jahrhunderten tat und welche Familiengeheimnisse es gibt, wird mit der Ahnenforschung großen Spaß haben. Hier wird der Detektiv in einem geweckt. Bereits ein Blick in die alten Fotoalben der Eltern und Großeltern macht neugierig auf die eigenen Vorfahren und deren Geschichte. Für die Recherche stehen Hobby-Forschern heute viele Möglichkeiten zur Verfügung. Das beste Tool bildet aber das Internet. Ahnenforscher können in weltweiten Genealogie-Datenbanken nach alten Dokumenten recherchieren oder Online-Archive nach Hinweisen auf die eigene Familiengeschichte durchkämmen. Mittlerweile sind viele Kirchenbücher, die bis ins 16. Jahrhundert zurückgehen, digitalisiert. Das gilt ebenso für alte Passagierlisten, Kriegsbücher, Totenlisten, Grabsteininformationen, Heirats-, Sterbe- und Geburtsurkunden und vieles mehr. An die Daten und Fakten zu gelangen, ist also nicht allzu schwer. Mit wenigen Klicks lassen sich bereits erste Informationen einholen. Sollte bereits ein Familienstammbaum vorhanden sein, der die Namen der Großeltern und Urgroßeltern beinhaltet, kann dieser als Basis für die weitere Recherche genutzt werden. Mithilfe des Internets lässt sich die Familiengeschichte um die halbe Welt verfolgen. Viele Ahnenforschungsdienste sind kostenlos oder gegen eine geringe Gebühr nutzbar. Zudem gibt es zahlreiche Foren, in denen sich andere Hobbyforscher tummeln, was Rat und Austausch untereinander ermöglicht. Auch kommt es vor, dass einige davon einen Teil der eigenen Familiengeschichte bereits erforscht haben. Bei Großfamilien passiert das häufig.

- Auf Familysearch.org, einer Datenbank der amerikanischen Mormonenkirche, finden sich über drei Milliarden Datensätze und zahlreiche Dokumente aus der ganzen Welt. Sie ist die größte Ahnenforschungsdatenbank der Welt.
- Ebenfalls lohnenswert für die Recherche ist Ancestry.de. Die deutschsprachige Datenbank gewährt gegen eine kleine Gebühr Einblicke in alte Geburts-, Heirats- und Sterbedokumente sowie Volkszählungen und Informationen zu Einwanderern. Auf dem Portal lässt sich zudem ein DNA-Test beantragen, der über die ethnische Herkunft der Ahnen aufklärt. Dieser ist kostenpflichtig, kann aber wertvolle Informationen zu möglichen Verwandtschaftsverhältnissen preisgeben.
- Auf archiv.volksbund.de/graebersuche findet man Vorfahren, deren Spur sich verloren hat. Unter anderem sind dort rund 4,5 Millionen Einträge zu Gefallenen der beiden Weltkriege veröffentlicht.
- Neben dem Internet kann die Spurensuche auch in den Stadtarchiven stattfinden. Dort sind Dokumente, die ein gewisses Alter erreicht haben, öffentlich einsehbar.

Wer die Wurzeln der Familie entdeckt, wird die Zeit des Ruhestands womöglich nutzen, um die Wurzeln auch physisch aufzuspüren und an die Orte der Vergangenheit reisen. Die Recherche lässt sich anschließend umfassend mit allen Dokumenten, alten Fotos und selbst gefertigten Fotos dokumentieren und rekonstruieren und im Anschluss mit der Familie teilen. Die Enkelkinder und Urenkel werden sich über diese wertvolle Familiendokumentation sicher freuen.

7

Flow im Ruhestand finden

Was bedeutet es, den Flow im Ruhestand zu finden? Dabei geht es um ein bestimmtes Gefühl: nämlich jenes der völligen Befriedigung, während sich ganz vertieft einer Aufgabe gewidmet wird. Haben Sie das auch schon einmal erlebt? Dass eine Tätigkeit Sie so leidenschaftlich begeistert hat, dass Sie alles andere vergessen haben. Das kann auch eine anspruchsvolle Tätigkeit sein. Solange voll in die Konzentration eingetaucht wird, entsteht das Gefühl, dass sich die Arbeit wie von selbst erledigt. Der Fortschritt ist spürbar und alles fließt angenehm vor sich hin. Diese Erfahrungen werden als „Flow" bezeichnet. Der ungarisch-amerikanische Glücksforscher Mihály Csíkszentmihályi hat diesen wohltuenden Zustand des Vertiefens in eine Aufgabe erforscht und dieses Phänomen als Flow bezeichnet. Jeder Mensch ist in der Lage, diesen Zustand zu erreichen, in dem Höhenflüge erlebt werden und es zu Höchstleistungen kommt - eben, weil alles im Flow ist. Flow-Zustände stellen deshalb eine wichtige Glücksquelle dar. Wenn für Ruheständler das Arbeitsumfeld wegfällt, sollten sie sich nach neuen Flow-Bereichen umsehen, die den Alltag bereichern. Quelle dieser Flow-Zustände kann alles sein: Sport, ein Ehrenamt, ein Hobby, etwas Handwerkliches oder Künstlerisches. Jede Aktivität, die Glück und Zufriedenheit sowie eine meditative Produktivität auslöst, ist geeignet. Bei der Suche nach der passenden Flow-Beschäftigung sollten allerdings die folgenden Kriterien erfüllt sein:

- Es kommt weder zu einer Unter- noch zu einer Überforderung.
- Idealerweise wird die Aktivität mit einem Gefühl der Leichtigkeit begonnen.
- Die Tätigkeit sollte sich im Niveau steigern können.
- Des Weiteren sollte die Aktivität ein Ziel beinhalten, das sich auch realistisch erreichen lässt.
- Man sollte sich rückhaltlos auf die Tätigkeit einlassen können.
- Volle Konzentration ist ebenfalls gefragt.
- Wichtig ist, Feedback zu erhalten und Fortschritte zu erfahren, während man die Tätigkeit ausübt und zwar zu jedem Zeitpunkt der Tätigkeit.
- Das Zeitgefühl sollte sich durch die Aktivität spürbar verändern und das Gefühl aufkommen, dass die Zeit wie im Flug vergeht.
- Das Tun oder Erledigen der Aufgabe bereitet keine Mühe, sondern Freude und sorgt für innere Zufriedenheit.

Die Entdeckung bereits einer einzigen Flow-Quelle kann den Ruhestand um ein Vielfaches bereichern und für Zufriedenheit und Glück sorgen. Denn während man der Tätigkeit nachgeht, spielt die Zeit keine Rolle und das Handeln geht mühelos voran. Wer im Ruhestand seine Aufmerksamkeit auf etwas richtet und darin vertieft ist, wird unweigerlich Glück empfinden. Dieses Glücksgefühl kommt, indem man aufgeht in dem, was man tut, und sich damit identifiziert.

8

Stadtführer werden

Wer gerne Gastgeber spielt, sich für Geschichte und Denkmäler der Region interessiert und zudem gerne Vorträge hält, könnte seinen Ruhestand als Stadtführer verbringen. Was gibt es außerdem Spannenderes, als internationale Touristen zu den beliebtesten Sehenswürdigkeiten der Heimat zu führen und sie in unterhaltsamer Weise an deren Historie teilhaben zu lassen. Der Tätigkeit lässt sich flexibel nachgehen und man benötigt auch nicht unbedingt große Vorkenntnisse oder eine Ausbildung. Da Deutschland mittlerweile ein beliebtes Reiseland geworden ist und die Tourismusbranche boomt, wird man bei seiner Arbeit als Stadtführer auf Besucher aus aller Welt treffen. Selbst in der eigenen Heimatstadt werden Touristenführer händeringend gesucht. Und weil die Bezeichnung nicht geschützt ist, darf sich jeder als Stadtführer bezeichnen. Einige Kommunen bevorzugen zwar zertifizierte Gästeführer, aber wenn dem so ist, lässt sich ein entsprechender Kurs an einer Volkshochschule oder einer anderen Ausbildungsstätte absolvieren.

- Wer Stadtführer oder Gästeführer mit Zertifikat werden will, das sich nach der Ausbildungsordnung des Bundesverbands der Gästeführer in Deutschland (https://www.bvgd.org) richtet, findet auf der Website des Verbands schnell heraus, wo derzeit qualifizierte Kurse angeboten werden. Die Ausbildung kann auch online durchgeführt werden. Die Ausbildung lässt sich entweder in Vollzeit und in wenigen Monaten durchlaufen, oder man nimmt sich mehr Zeit und nimmt an einem Lehrgang teil, der über mehrere Semester geht, aber nur einen Abend oder die Wochenenden in Anspruch nimmt. Insgesamt sind für das Zertifikat 600 Stunden Unterricht zu absolvieren.

- Es gibt auch andere Organisationen und Verbände, die Lehrgänge und Kurz-Ausbildungen zum Stadtführer anbieten. Auch sie werden anerkannt und gehen zum Teil nur über wenige Monate.

Ob mit oder ohne Lehrgang – als Stadtführer sollte man die Geschichte, Architektur und Umgebung der Stadt kennen und sich für soziale, politische und geschichtliche Ereignisse interessieren. Zudem sind Fremdsprachenkenntnisse vonnöten. Denn nur wenige Touristen sprechen Deutsch. Meistens genügt Englisch als Fremdsprache aber bereits, um als Stadtführer arbeiten zu können. Wer darüber hinaus das Talent hat, trockene Fakten unterhaltsam vorzutragen, ist für den Teilzeitjob wie gemacht – unterhaltsame Stadtführer bekommen nämlich oft ein sehr gutes Trinkgeld.

Wer sich als Stadtführer selbstständig machen will, sollte sich die Themenauswahl genau überlegen und im Vorfeld die Konkurrenz überprüfen. Je mehr man sich von anderen Stadtführern unterscheidet, umso besser. Gefragt sind Führungen zu unbekannten und geheimnisvollen Sehenswürdigkeiten oder bestimmte Themenführungen, die sich zum Beispiel ausschließlich auf die regionale Kunst, Architektur oder Musik fokussieren. Viele Urlauber zeigen sich aber auch von kreativen Stadtführungen begeistert, die sich einer Serie, einem Viertel, einem Kriminalfall oder einer Berühmtheit widmen. Hier ist Kreativität gefragt. Wer das alles in sich vereint und Spaß an der Tätigkeit hat, sollte sich ruhig an die Stadtführung wagen. Mit der Zeit entwickelt man automatisch einen Blick für die Interessen und Wünsche der Touristen und kann seine Tour immer weiter verfeinern und verbessern.

9

Auszeit ist Neuzeit: Jakobsweg laufen

Das Buch von Hape Kerkeling – „Ich bin dann mal weg!" – ist ein Bestseller gewesen. Darin erzählt der Schauspieler und Komödiant von seiner Pilgerreise auf dem Jakobsweg. 5,1 Millionen Mal verkaufte sich sein Buch. Und der Jakobsweg liegt dank ihm wieder im Trend. Jedes Jahr begeben sich etwa 27.000 Deutsche auf den Weg. Viele von ihnen sind Rentner. Der Jakobsweg wird traditionell gelaufen, doch zu Fuß gehen ist kein Muss. Auch mit dem Fahrrad oder dem Wohnmobil lässt sich der Jakobsweg, der eigentlich eine alte Handelsstraße ist und bis nach Santiago de Compostela verläuft, wunderbar erkunden. Doch die beste Form der Pilgerreise ist natürlich die Wanderung zu Fuß. Denn die mystische Route hat viel für das Auge zu bieten und stellt, auch wenn man nicht gläubig ist, eine Reise zu sich selbst dar. Deshalb ist der Jakobsweg für Ruheständler ein ideales Projekt für den Einstand in die Rente. Diese Reise bedeutet, sich eine Auszeit zu nehmen, um einen neuen Abschnitt im Leben zu beginnen und eine alte Zeit hinter sich zu lassen. Natürlich muss nicht der ganze 800 Kilometer lange Weg gewandert werden. Es lassen sich auch Teilstücke des Jakobswegs abgehen. Wer sich aber dazu entscheidet, die gesamte Strecke zu laufen, sollte rund fünf bis sechs Wochen Zeit einplanen. Die beste Zeit hierfür ist der Frühling oder Herbst, denn im Sommer ist man auf dem Jakobsweg selten allein. Dann geht es geschäftig zu. Wer es aber vorzieht, Pilger aus vielen anderen Ländern der Welt zu treffen, der sollte seine Reise im Sommer planen.

Den Jakobsweg allein abzugehen, ist eine schöne Erfahrung. Wer sich das nicht zutraut, hat andere Optionen zur Verfügung. Entweder man plant die Pilgerreise gemeinsam mit der Partnerin oder dem Partner oder einem

Freund. Oder man schließt sich einer Gruppe an. Eine andere Option ist, einen anderen Pilger zu suchen und sich diesem anzuschließen. Gefunden werden können diese in Online-Foren für Reisegefährten. Das sind auch nicht unbedingt religiöse oder spirituell-suchende Pilger. Viele Menschen entscheiden sich, den Jakobsweg zu gehen, weil sie die körperliche Herausforderung reizt oder sie sich aus sportlichem Ehrgeiz für die Route entscheiden. Es gibt aber auch Personen, die den Jakobsweg zur Selbstfindung nutzen.

- Die Entscheidung, welche Route man wählt, bleibt einem selbst überlassen. Einige gehen den ganzen Jakobsweg ab und nehmen sich dafür mehrere Wochen oder Monate Zeit. Andere ziehen es vor, nur eine kleine Strecke abzugehen und lediglich ein paar Tage unterwegs zu sein. Manche wählen das Fahrrad, statt zu Fuß zu laufen.
- Wer auf der Suche nach Reisegefährten für den Jakobsweg ist, findet diese in Foren im Internet. Unter anderem sind dafür folgende Websites zu empfehlen: www.reisepartner-gesucht.de, www.joinmytrip.com, www.pilgerreisen.de, www.urlaubspartner.net, www.jakobus-info.de
- Vor der Pilgerreise beantragt jeder Pilger einen Ausweis: den sogenannten Pilgerpass. Mit ihm können sich die Reisenden in den Herbergen entlang des Wegs ausweisen und erhalten Vergünstigungen für die Übernachtung. Diese kostet in der Regel zwischen fünf und fünfzehn Euro. Der Pilgerpass kostet knapp sechs Euro.
- Nur mit dem Pilgerausweis und den Stempeln, die man entlang der Route in Kirchen und Herbergen erhält, bekommt man am Ende die Compostela, sprich die Pilgerurkunde.

Wen jetzt das Pilgerfieber gepackt hat, der kann seine Reise jederzeit starten. Wichtigste Ausstattung sind feste und hochwertige Schuhe, eine wetterfeste Jacke, ein Wanderstock, Blasenpflaster und Sonnencreme. Eine Wanderkarte benötigt man nicht. Denn auf dem Jakobsweg kann man sich schwerlich verlaufen. Meilensteine und Hinweisschilder entlang der Route zeigen die richtige Richtung an, sie lassen sich nicht verfehlen.

10

Im Ruhestand ein Naturschützer werden

Spenden ist schön, aber noch besser ist es, sich aktiv für etwas einzusetzen. Der Naturschutz beginnt bereits vor der eigenen Haustür. Selbst mit den einfachsten Mitteln lässt sich dieser im eigenen Umfeld realisieren. Wer einen Garten, Balkon oder eine Terrasse besitzt, kann zum Beispiel bienenfreundliche Blumen pflanzen und so den heimischen Bienen und anderen Insekten helfen, die vom Aussterben bedroht sind. In Gartencentern, Supermärkten und im Internet sind spezielle Saatmischungen erhältlich, die Samen für bunt blühende Blumenfelder enthalten. Sie bieten Bienen und anderen Kleintierchen wichtige Nahrung und Nektar. Eine weitere Notwendigkeit sind Nistplätze für heimische Singvögel. Da der natürliche Lebensraum der Vögel in den lichten Wäldern immer weiter eingeschränkt wird und vor allem Vögel in den Städten auf der Suche nach einem geeigneten Nistplatz sind, kann man diesen helfen. Ein Nistkasten oder Totholz mit einer schönen Nisthöhle wird die Singvögel erfreuen. Damit der Nistplatz vor Katzen, Mardern und Hunden geschützt ist, sollte er aufgehängt werden.

Weitere Maßnahmen, um die heimischen Tiere zu unterstützen, sind hausnahe Futterstellen für Vögel. Vor allem im Winter sind sie auf diese Futterstellen angewiesen. Durch die Landwirtschaft haben viele Vögel Probleme, Samen zu finden. Die Futterstellen sollten überdacht sein, damit das Futter nicht nass wird. Entsprechendes

Vogelfutter ist im Handel erhältlich. Neben Vögeln und Bienen gilt es aber auch andere Tiere zu schützen. Dazu gehören zum Beispiel Igel. Die süßen Stacheltierchen spielen eine wichtige Rolle im ökologischen Gleichgewicht. Und sie tun jedem Garten gut. Denn sie ernähren sich von Spinnen, Schnecken und Insekten. Aber Igel benötigen einen Platz zum Überwintern – das können Büsche, ein Komposthaufen, Hecken oder Laubhaufen sein – sowie Aus- und Durchgangsmöglichkeiten und eine Wasserstelle. Neben den genannten Naturschutzmaßnahmen im eigenen Garten können sich interessierte Ruheständler zudem dem Naturschutzbund oder einer anderen regionalen Organisation anschließen und sich dort als Naturschützer engagieren. Die freiwilligen Naturschützer sind bundesweit in regionalen Gruppen unterteilt. Hilfe können sie immer gebrauchen. Und für jeden gibt es die passende Aufgabe. So kann man als Freiwilliger Krötenzäune bauen, Brutplätze bewachen und bauen, Früchte in Streuobstwiesen ernten, Kindern die Natur näherbringen, Exkursionen organisieren, Zeitungsartikel verfassen und Pressearbeit leisten oder sich um Organisatorisches kümmern. Im Naturschutz sind auch nicht nur Biologen tätig. Dort treffen Gleichgesinnte aufeinander, die den Wunsch haben, etwas für die Natur und die heimischen Tiere zu tun.

11

In der Rente den inneren Schweinehund besiegen

Den inneren Schweinehund zu überwinden, fällt vielen nicht leicht. Ist er erst einmal da, fühlt man sich zu träge, etwas zu tun. Man verbleibt dann lieber in der Komfortzone. Morgen ist schließlich auch noch ein Tag. Aber warum taucht der innere Schweinehund immer dann auf, wenn man etwas Ambitioniertes vorhat? Egal, ob es sich um gute Vorsätze handelt oder den Plan, mehr Sport zu treiben, plötzlich hat der Schweinehund einen voll im Griff. Er entscheidet, lieber nichts zu tun. Sein Problem ist die Angst vor Veränderung. Also sorgt er dafür, dass man in der Komfortzone verweilt, weil das bequem ist. Das verhindert dann alle möglichen Änderungswünsche und persönliches Wachstum. Gerade beim Eintritt in die Rente, wo es um einen Neubeginn geht und viele Zukunftspläne anstehen, taucht der innere Schweinehund gerne auf, um ein Weiterentwickeln zu verhindern. Dabei würde man gerne eine gesündere Lebensweise einführen, abnehmen, sich öfters mit Freunden treffen, endlich seine Träume verwirklichen, mit dem Rauchen aufhören, sich sozial engagieren oder die Partnerschaft auf Vordermann bringen. Man nimmt sich viel vor. Doch den wenigsten gelingen die ambitionierten Pläne beim ersten Anlauf. Denn der innere Schweinehund präsentiert einem die absurdesten Gründe, warum man die Vorsätze aufschieben sollte. Schließlich hat man im Ruhestand noch viele Jahre vor sich und der hat gerade erst begonnen. Weshalb also jetzt schon damit starten? Nach dem anstrengenden Arbeitsleben darf man sich doch erst einmal ausruhen, die Füße hochlegen und sich entspannen. Doch selbst ein paar Monate später, wenn ein neuer Anlauf genommen wird, kommt der innere Schweinehund zurück. Wieder verschiebt man die Pläne, Gründe finden sich immer dafür. Und so vergeht die Zeit, ohne dass etwas passiert ist.

Wie kann man den inneren Schweinehund am besten besiegen? Das ist keine leichte Aufgabe. Denn das innere Tier ist intelligent und weiß, zu manipulieren. Selbst Ruheständler, die ein Workaholic-Leben gewöhnt waren, sich in der Rente weiterhin dauerhaft beschäftigen und ständig aktiv sind, müssen mit dem inneren Schweinehund kämpfen. Denn ihm entkommt keiner. Oder doch? Nun, zum Glück gibt es einige Hilfsmittel, mit denen man sich gegen das innere Tier wehren kann. Das einfachste Hilfsmittel bildet das Aufschreiben der persönlichen Ziele und der Gründe, warum sie bisher gescheitert sind.

Beispiel: gesünder leben. Warum gelingt es nicht, sich gesund zu ernähren? Welche Fehler passieren? Je klarer das Warum formuliert ist, desto bewusster wird einem, dass das Ziel gar nicht so schwer zu realisieren ist, wie angenommen. Wenn die Ziele zudem klar definiert, realistisch und messbar sind – „Ich will mich gesund ernähren und in drei Monaten komplett auf Fastfood verzichten" –, kann der innere Schweinehund sich nicht überfordert fühlen. Hingegen wird der gesunde Verstand angesprochen.

Den Zettel sollte man gut sichtbar aufhängen oder stets bei sich tragen, sodass er die nächste Attacke des inneren Schweinehunds verhindert. Beispiel Supermarkteinkauf: Wer sich erneut vor dem Fastfood-Regal wiederfindet, holt den Zettel hervor und liest sich das Geschriebene kurz durch. Das verhindert den Griff zu ungesunden Lebensmitteln. Mit der Zeit gibt der innere Schweinehund dann auf. Vor allem, wenn es zu ersten Erfolgserlebnissen gekommen ist. Wer nämlich fühlen kann, wie es ist, sein Ziel oder Etappenziel zu erreichen, wird motiviert sein, weiterzumachen. Immer, wenn man schwächelt, reicht es, sich an dieses Gefühl zu erinnern, so lässt sich der innere Schweinehund erneut überwinden. Denn bekanntlich taucht dieser nicht nur einmal auf. Sobald es bei der Zielsetzung zu Herausforderungen und Krisen kommt, ist er wieder da.

- Je mehr die Zielsetzung und der Weg dahin zur Routine werden, desto weniger wird der innere Schweinehund auftauchen. Denn er ist bekanntlich ein Gewohnheitstier.
- Selbstdisziplin lässt sich durch eine gute Planung sowie einen gesunden Rhythmus erreichen.
- Eine Portion Flexibilität darf ebenfalls nicht fehlen. Denn Stress gibt dem inneren Schweinehund Futter.
- Die richtige Balance zu finden, ist essenziell. Wer zu einer bestimmten Tageszeit besonders leis-

tungsfähig ist, sollte diese für das Angehen seiner Ziele nutzen.

- Teilsiege sind auch Erfolge. Lieber Zwischenziele angehen, statt zu scheitern. Oft hilft es, sich die erreichten Zwischenziele zu notieren.
- Ausreden sollten erkannt werden. Wer überlegt, was einen dazu bringt, dem inneren Schweinehund nachzugeben, kann Lösungen formulieren.
- Verbündete helfen, die eigenen Vorhaben und Ziele zu erreichen. Denn zu zweit ist man immer stärker. Vielleicht will die Partnerin oder der Partner auch gerade abnehmen oder mehr Sport treiben? Dann bekommt der innere Schweinehund starke Konkurrenz und wird sich nur schwerlich durchsetzen können.
- Kommt der innere Schweinehund doch einmal heraus, muss man nicht verzweifeln. Das passiert jedem einmal. Das Gute: Willenskraft kann wie ein Muskel trainiert werden. Irgendwann hat der innere Schweinehund keine Chance mehr.

12

Social Media für sich nutzen und sich vernetzen

Social Media sind längst nicht mehr nur für junge Leute interessant. Sie verbinden Menschen jeden Alters miteinander. Facebook liegt mittlerweile bei der älteren Generation im Trend. Viele User sind über 60 Jahre alt. In Deutschland sind es rund 4,5 Millionen Ruheständler, die Facebook nutzen. Die „Silver Surfer“ verwenden die Social-Media-Kanäle vornehmlich, um sich mit anderen Usern zu vernetzen. Wer als Rentner die sozialen Medien noch nicht für sich entdeckt hat, sollte das ändern – zumal man dort nicht nur auf Familienmitglieder, sondern auch auf alte Freunde treffen wird. Facebook ist ein ideales Tool, um alte Bekannte aufzuspüren und wiederzufinden, die man im Laufe der Jahre aus den Augen verloren hat. Aber das Potenzial der sozialen Netzwerke ist noch größer: Mit ihnen lässt sich Kontakt zu weiter weg wohnenden Familienmitgliedern halten sowie Interessantes und Neues aus aller Welt entdecken. Auch bietet sich die Plattform an, um Fotos zu teilen, sich mitzuteilen und um auszudrücken, was einem wichtig ist. Darüber hinaus sind Social-Media-Kanäle sehr unterhaltsam und die Nutzung völlig kostenlos. Auch sind sie eine gute Werbe- und Präsentationsfläche für die eigenen Aktivitäten. Gemeinsame Interessen lassen sich in Gruppen ausleben. Aber auch Sachverhalte, News, Geschichten und andere interessante Dinge finden sich dort. Selbst Inserate und Kleinanzeigen lassen sich in Facebook schalten. Wer auf der Suche nach einem bestimmten Möbelstück ist, wird garantiert jemanden in seiner Nähe finden, der es verkauft oder verschenkt.

Neben Facebook lohnt sich auch ein Blick in den YouTube-Kanal. Dort finden sich unzählige Videos zu allen möglichen Themen. Längst sind das nicht nur mehr lustige Videos, sondern dort finden sich auch Reportagen, Dokumentationen, alte Spielfilme, Erklärvideos, Meditationsanleitungen, Video-Sportkurse und vieles mehr. Wer will, kann sogar seinen eigenen YouTube-Kanal gründen und über Themen, die im Ruhestand wichtig sind, informieren und berichten. Die Clips lassen sich heute mit jedem Smartphone leicht erstellen und im Nu hochladen. Wer nicht weiß, wie das funktioniert, findet bei YouTube direkt die passende Video-Anleitung. Das Netz ist ein virtuelles Land der unbegrenzten Möglichkeiten. Selbst die große Liebe lässt sich dort mit etwas Glück finden. Da die sozialen Medien sehr leicht zu navigieren und benutzerfreundlich aufgebaut sind, finden sich auch ältere Menschen, die bisher nicht internetaffin waren, problemlos zurecht. Und falls doch Probleme auftauchen, helfen die eigenen Kinder, Freunde oder Enkel sicher aus.

<u>Gründe, wieso man Facebook und Co. als Rentner nutzen sollte:</u>

- Man kann kommunizieren und sozialer Isolation entfliehen.
- Man lernt großartige Menschen kennen.
- Man hat die Möglichkeit, an interessanten Konferenzen und Veranstaltungen teilzunehmen.
- Man ist über alle Events in der Region informiert.
- Man findet Gleichgesinnte.
- Auf der Suche nach Lösungen, vor allem technischen, sind die sozialen Medien sehr nützlich. Man findet stets jemanden, der helfen und erklären kann.
- Man kann sich mitteilen und erhält Feedback.
- Man profitiert von den Erfahrungen und dem Wissen anderer.
- Man erhält Zuspruch und Anerkennung.

13

Eine neue Sprache lernen

Im Ruhestand bietet sich endlich die Gelegenheit, eine neue Fremdsprache zu erlernen. Das trainiert nicht nur das Gehirn, es bereichert auch das Seelenleben. Zudem ist es durchaus praktisch, eine neue Sprache zu lernen: Sei es, um im Lieblingsurlaubsland mit den Einheimischen sprechen zu können, weil man fremdsprachige Freunde hat oder man Bücher in einer anderen Sprache lernen will. Die Gründe, die für das Lernen einer Sprache sprechen, sind vielfältig. Einige werden jetzt denken, dass es im Alter schwieriger sei, eine Fremdsprache zu erlernen, doch dem ist nicht unbedingt so. Wer es nämlich gewohnt ist, sich unbekannte Inhalte zu erarbeiten, wird auch mit einer neuen Sprache keine Probleme haben. Denn gelernt wird diese nach System. Und wer vor vielen Jahren mit dem Lernen aufgehört hat, tut sich zwar am Anfang schwerer mit dem Sprachstudium. Das hat aber weniger mit dem Alter zu tun als mit fehlender Gewohnheit.

Denn generell fällt es älteren Menschen leichter, eine neue Sprache zu lernen, da sie auf einen enormen Wissensstand zugreifen, mit dem sie die neu erworbenen Sprachkenntnisse verknüpfen können. In welcher Form die Sprache gelernt wird, kann man sich im Ruhestand glücklicherweise selbst aussuchen. Und wenn das Gedächtnis nicht mehr ganz so fit ist, dann muss man eben etwas dafür tun und es trainieren. Interessanterweise eignet sich dafür nichts besser als das Erlernen von Sprachen. Das regt nämlich die Erinnerungsregion im Gehirn an. Dieser kleine Teil des Gehirns kann, wenn man ihn fordert und trainiert, jederzeit wiederaufgebaut werden. Sprich, man verpasst dem Gehirn durch das Sprachenlernen eine Frischzellenkur.

14

Zuverdienst im Ruhestand oder Senior-Experte werden

Heute lassen nur wenige mit 65 Jahren den Stift fallen, um dem Berufsleben tatsächlich für immer den Rücken zu kehren. Viele wollen weiterhin aktiv sein und arbeiten. Das hat nicht nur finanzielle Gründe. Die Leidenschaft für die Arbeit entspringt oft auch der Motivation, gebraucht zu werden oder einer Berufung nachzugehen. Insbesondere künstlerisch tätige Menschen, Bastler und Handwerker werden ihren Beruf wohl nicht komplett aufgeben, auch nicht im Ruhestand. Mittlerweile verdienen sich rund 1,3 Millionen Rentner in Deutschland etwas dazu. Einige von ihnen sind wegen einer kleinen Rente und somit finanzieller Enge dazu gezwungen. Männer erhalten aufgrund längerer Arbeitsjahre in der Regel mehr Rente. Statistiken zufolge liegt die Durchschnittsrente in den alten Bundesländern bei rund 1.500 Euro brutto. In den neuen Bundesländern beträgt sie rund 1.400 Euro brutto im Monat. Nach Abzug der Sozialabgaben bleiben im Schnitt rund 900 Euro übrig. Bei Frauen beträgt die durchschnittliche Nettorente nur etwa 600 bis 800 Euro monatlich. Einige Ruheständler bekommen sogar wesentlich weniger als das.

Bis zu einer gewissen Höhe ist ein Zuverdienst steuerfrei. Wer vorzeitig in die Rente geht, darf nicht mehr als 6.300 Euro zusätzlich im Jahr verdienen, anderenfalls wird die Rente gekürzt. Bei allen anderen, die im Regelalter (65 bis 67 Jahre) in den Ruhestand gehen, gilt diese Verdienstgrenze nicht. Sie dürfen so viel dazuverdienen, wie sie wollen. Rentner, die mit der Regelaltersgrenze in Rente gegangen sind und nebenbei arbeiten, können außerdem weiterhin in die Rentenversicherung einzahlen und damit ihre Rente erhöhen. Das gilt übrigens auch für Frührentner.

Wer also seine Arbeit nicht komplett niederlegen möchte, kann im Ruhestand weiterarbeiten oder seine Expertise in einem anderen Bereich einsetzen. Ein Beispiel ist die Tätigkeit als Senior-Experte. Immer mehr Unternehmen suchen Ruheständler, die in einer flexiblen Form weiterhin einer Beschäftigung nachgehen und ihr Know-how und ihre Erfahrungen einbringen möchten. Die Stiftung der Deutschen Wirtschaft vermittelt unter anderem Senior-Experten an verschiedene Unternehmen, Ausbildungszentren und Organisationen im In- und Ausland. Im Ausland wird vor allem an Unternehmen, Verwaltungen, Verbände sowie soziale und medizinische Einrichtungen, vorzugsweise in Entwicklungs- und Schwellenländern, vermittelt.

Als Senior-Experte geben Ruheständler ihr Fachwissen weiter und begegnen gleichzeitig Menschen aus anderen Kulturen. Bei der Stiftung der Deutschen Wirtschaft sind derzeit rund 1.000 Stellen offen. Am meisten nachgefragt sind Rentner, die zuvor in den Bereichen Chemie, Elektrotechnik, Berufsbildung, Druck, Landwirtschaft, Kunststoff, Mechatronik, Metall, Medizin, Gastronomie, Textil, Verkehr, Tourismus, erneuerbare Energien, Umwelt und Lebensmittel tätig waren. Die Arbeitsdauer als Senior-Experte hängt vom Einsatzgebiet ab. Wer sich ins Ausland vermitteln lässt, wird dort in der Regel ein bis zwei Monate arbeiten. Länger als ein halbes Jahr dauern die Jobs normalerweise nicht. Was die Vergütung betrifft, so werden die Expertentätigkeiten normalerweise nicht bezahlt. Doch Reisekosten, Unterkunft und Verpflegung werden übernommen.

- Neben der Stiftung der Deutschen Wirtschaft, ist auch die Initiative VerA des Bundesministeriums für Bildung und Forschung zu empfehlen. Hier werden Ruheständler als Mentoren vermittelt, die Azubis während der Ausbildung helfen.
- Stellenanzeigen und Vermittlungen für Senior-Experten finden sich auf: www.ses-bonn.de. Eine Anmeldung in der dortigen Datenbank verpflichtet nicht, doch die Stiftung kann so, wenn sie eine entsprechende Anfrage erhält, die Profile in der Datenbank durchsuchen und den Experten, der sich dafür qualifiziert, ansprechen.

15

Voller Elan das Tanzbein schwingen

Tanzen liegt im Trend – und steht als Ruhestands-Aktivität ganz weit oben in der Liste. Was gibt es Besseres, als die Rente elanvoll zu starten und das Tanzbein zu schwingen? Egal ob Rumba, Walzer, Foxtrott, Jive, Cha-Cha-Cha, Ballett oder Modern Dance – für jeden gibt es den passenden Tanzkurs. Auch muss man diesen nicht alleine durchführen. Denn Tanzen bietet sich als Paar an. Warum also nicht zusammen mit der Partnerin oder dem Partner die Tanzschule besuchen und dort einen Kurs absolvieren? Fürs Tanzen ist man jedenfalls nie zu alt. Zudem hält es fit und macht großen Spaß. Tanzsport beschränkt sich auch nicht nur auf die körperliche Fitness, es ist darüber hinaus sozial. Und das ist ein wichtiger Faktor für einen erfüllten Ruhestand. Tanzschulen bieten heute spezielle Kurse für Ruheständler an. Es spielt keine Rolle, ob bereits Erfahrungen vorhanden sind oder die Freude am Tanz völlig neu entdeckt wird.

Wissenschaftler sind überzeugt, dass Tanzen glücklich, gesund und sogar intelligenter macht. Bewegung, Berührung, Schrittfolgen und Musik – das Tanzen erfordert viel Konzentration, Aufmerksamkeit und Koordination. Das hält den Geist fit und setzt Glückshormone frei. Angeblich soll durch das Tanzen sogar die Gehirnmasse wachsen, was sich positiv auf andere Bereiche wie die räumliche Orientierung, Reaktionsfähigkeit und komplexe Denkprozesse auswirkt. Menschen mit Demenz können durch das Tanzen das Fortschreiten der Krankheit verlangsamen. Wer unter chronischen Schmerzen und Alters-wehwechen leidet, wird beim Tanzen die Muskulatur lockern und stärken. Und es gibt noch ein weiteres Argument, das für das Tanzen im Ruhestand spricht: Es reduziert den Stresspegel enorm. Sprich, Tanzen ist eine ideale Verjüngungskur für Körper und Geist – und sorgt ganz nebenbei für eine gute Gesundheit und eine bessere Ausdauer.

- An den Tanzschulen sind rund 40 Prozent der Mitglieder älter als 40 Jahre, viele befinden sich bereits im Rentenalter.

- Wer mit Gleichaltrigen tanzen will, kann sich auf erlebnis-tanz.de, der Website des Bundesverbands Seniorentanz e.V., über aktuelle Kurse in seiner Region informieren.
- Ein Tanzkurs bietet Ruheständlern die Gelegenheit, einmal etwas ganz Neues auszuprobieren.
- Tanzkurse gibt es für jedes Fitnesslevel.
- Tanzen ist eine Wohltat für alle Sinne und sorgt für Lebensfreude.

16

Mit Integrität in den Ruhestand

Integrität im Ruhestand – was bedeutet das? Unser Leben verläuft in unterschiedlichen Phasen. Sie alle erfordern persönliche Integrität. Sei es beim Aufbau einer Beziehung zu anderen, beim Arbeiten oder dem Ausleben seiner Wünsche und Träume – das menschliche Dasein ist erfüllt, wenn es vollständig ist. Das ist mit Integrität gemeint: vollständig und unversehrt. Eine Person, die ihre eigenen Werte klar vertritt und sie nicht verletzt, handelt integer. Wer sich hingegen nach äußeren Umständen richtet, sich verlocken lässt oder sich externem Druck beugt, verbiegt sich. Dass Integrität im späten Erwachsenenalter, vor allem im Ruhestand, wichtig ist, lässt sich nachvollziehen. Denn in den vorhergehenden Lebensabschnitten sorgten Kompromisse, Familie und das Arbeitsleben nicht immer für Integrität im Leben. Der dritte Lebensabschnitt sollte deshalb den eigenen Werten, Wünschen und Idealen entsprechen – jedenfalls so gut das möglich ist: keine falschen Kompromisse mehr, keine moralischen Bauchschmerzen, keine Verletzung der Werte mehr.

- Persönliche Integrität bezeichnet die physische, psychische, geistige und moralische Unversehrtheit des Menschen. Sie wird auch als Charakterstärke angesehen.
- Wenn zwischen den Absichten und dem Verhalten eine Kluft besteht, handelt derjenige nicht integer.
- Integrität bedeutet, das Richtige zu tun und mutig zu sein, auch wenn das nicht immer leicht ist. Es bedeutet, sich für etwas zu entscheiden, die Wahrheit zu sagen und mit den Konsequenzen umgehen zu können – vor allem, wenn die Wahrheit oder Entscheidung unangenehm für einen oder die Beteiligten ist.
- Wer seine Werte, Meinungen oder Überzeugungen verrät, um gut dazustehen, schadet sich selbst. Mit der Zeit verliert man an Selbstvertrauen.

Wie lässt sich herausfinden, ob man im Ruhestand ein integres Leben führt? Die folgenden Fragen zu beantworten, bildet den ersten Schritt, es herauszufinden und im Anschluss danach zu handeln:

- Kenne ich meine Werte? Wie geht es mir, wenn ich für sie eintrete? Gut oder schlecht?
- Befindet sich das, was ich tue, im Einklang mit meinen Werten und Überzeugungen?
- Bemühe ich mich, gegenüber anderen immer ehrlich zu sein?
- Bin ich offen für innovative Ideen und Vorhaben, die mich dazu bringen, Dinge zu überdenken oder meine Werte sogar neu zu definieren?
- Halte ich mich an Versprechen, die ich mir selbst oder anderen gegenüber gebe?

17

Kultur leben und erleben

Der Ruhestand ist die beste Zeit im Leben, um sich kulturellen Veranstaltungen aller Art zu widmen. Egal ob Theater, Oper, Konzerte, Festivals, Museen, Ausstellungen, Kinobesuche oder Ähnliches – endlich besteht die Möglichkeit für ein ausgiebiges Kulturleben. Vor allem zu Beginn des Ruhestands darf man sich ruhig ein bisschen mehr der Kultur widmen. Zeitlich sind kaum Grenzen gesetzt. Man sollte also nicht länger warten, um sich lang ersehnte Wünsche wie den Besuch eines Musicals oder einer bestimmten Oper zu erfüllen. Jetzt darf ruhig hinaus über den Tellerrand geblickt werden. Denn die kulturellen Veranstaltungen müssen sich nicht unbedingt auf die eigene Heimatstadt beschränken: Warum also nicht einen Kurztrip in eine andere Stadt planen und das Kulturleben mit einer Stadtführung oder Shoppingtour verbinden? Für kulturverliebte Ruheständler bieten sich zudem Abos für Theater oder Museen an. Gleichzeitig profitieren sie dann von Rabatten auf Eintrittskarten. In vielen Kinos gibt es außerdem ein spezielles Filmprogramm für die ältere Generation mit Sondervorführungen für Senioren, die am Nachmittag oder frühen Abend stattfinden. Konzerthallen und Philharmonien bieten ebenfalls Programme, die älteren Menschen entsprechen. Musik sorgt nicht nur für gute Laune. Sie kann außerdem helfen, Schmerzen zu lindern und Depressionen abzubauen. Und wer Kultur liebt, kann sich überlegen, ob er nicht selbst kulturell tätig werden möchte. Auf jeden Fall sollte das Kulturleben in der Rente nicht zu kurz kommen, da es den Geist bereichert und die Gemeinschaft fördert. Kulturelle Veranstaltungen bilden zudem eine gute Gelegenheit, sich mal wieder mit Freunden zu treffen und einen schönen

Abend zu verbringen. Alleinlebende Ruheständler verlieren durch die Kultur außerdem nicht den „Draht nach außen“.

Auch das Internet bietet Kulturprogramme an. Dort lässt sich per (Live-)Streaming an kulturellen Veranstaltungen teilnehmen. Viele Fernsehsender und Mediatheken strahlen Konzerte, Filme, Vorträge, Lesungen und Gesprächsrunden aus.

18

Beim Wandern die Natur entdecken

Jeder Schritt im Leben hält fit. Warum also nicht wandern gehen? Das hält gesund und fit und ermöglicht es, die Heimatregion von einer völlig anderen Seite kennenzulernen. Wer gerne in der Natur unterwegs ist, sollte sich im Ruhestand gute Wanderschuhe zulegen und dann einfach losstarten. Welche Route zuerst gelaufen wird, spielt keine Rolle. Man kann sogar direkt vor der eigenen Haustür starten, um eine Runde zu laufen. Wer alleine wandert, bekommt den Kopf frei. In der Gruppe ist man mit Gleichgesinnten unterwegs. Wer sich körperlich fit halten und sportlich etwas dazulernen möchte, kann sich zum Gesundheitswandern anmelden. Bei diesem Wandern wird gemeinsam mit anderen die Natur und Landschaft genossen und dabei werden Kraft, Ausdauer und Koordination trainiert. Mit einfachen Übungen werden zudem Entspannung und Beweglichkeit verbessert. Beim Gesundheitswandern werden in rund eineinhalb Stunden Strecken von bis zu fünf Kilometern gelaufen. Damit sich niemand verletzt oder eine Übung falsch ausübt, wird das Gesundheitswandern von qualifizierten Wanderführern und Gesundheitsexperten angeleitet. Mehr Informationen erhalten Interessierte beim Deutschen Wanderverband unter www.wanderverband.de. Das Großartige beim Gesundheitswandern ist, dass die Krankenkasse die Kurse bezahlt bzw. die Teilnehmer einen Teil der Gebühren zurückgezahlt bekommen. Das Angebot ist in jeder Region breitgefächert.

Wer aber lieber alleine loslaufen und neue Wege erkunden will, stattet sich am besten mit Kompass und Navigationsgerät aus. Auf das Handy lassen sich zudem Wander-Apps herunterladen, wo sich Strecken von anderen Personen nachlaufen lassen. Oder man erkundet die Region selbst und stellt seinen Wanderweg im Anschluss anderen Menschen zur Verfügung. Wandern in jeder Form wirkt sich positiv auf die Gesundheit aus. Bereits nach zehnmaligem regelmäßigen Wandern verringern sich das Körpergewicht und das Körperfett, zudem verbessern sich Blutdruck, Ausdauer und Koordinationsfähigkeit. Viele Wanderer, die erst im Ruhestand mit dem Laufen begonnen haben, fühlen sich vitaler und fitter als zuvor.

19

Aufrecht durch den Ruhestand gehen

Aufrecht durchs Leben gehen – das ist nicht nur ein Motto. Es ist auch genauso gemeint, wie es gesagt wird. Ein aufrechter Gang sollte spätestens im Ruhestand zur Angewohnheit werden. Dieser beruht nämlich auf einem wichtigen Zusammenspiel von Bändern, Muskeln, Gelenken und Knochen und trainiert zudem den Beckenboden. Er bildet das Fundament eines jeden Körpers. Ist dieser gut trainiert, entspannt das den Nacken und sorgt für einen gesunden Rücken. Das lässt sich auch durch einen aufrechten Gang und selbstverständlich durch aufrechtes Sitzen erreichen. Eine gute Haltung schützt und stützt außerdem die inneren Organe. Da die Muskelgruppen des Beckenbodens mit zunehmendem Alter automatisch nachlassen, ist es umso wichtiger, diesen zu trainieren. Neben einem aufrechten Gang gibt es spezielle Beckenbodenübungen, die jeder bei sich zu Hause durchführen kann. Übungen sind entweder im Internet, im Fitnessstudio oder im Rahmen eines Gymnastikkurses erlernbar. Außerdem ist es ratsam, die Muskeln regelmäßig anzuspannen und wieder loszulassen. Das funktioniert wunderbar, wenn man gerade beim Einkaufen in der Schlange steht oder auf den nächsten Bus wartet. Auch beim Kochen oder abends beim Fernsehen können die Muskeln angespannt und gelockert werden. Übrigens haben ein aufrechter Gang und starke Beckenbodenmuskeln einen weiteren wertvollen Nebeneffekt: Beides schützt vor der gefürchteten Blasenschwäche im Alter.

20

Gehirnjogging: Training für die grauen Zellen

Jogging fürs Gehirn spielt mit zunehmendem Alter eine wichtige Rolle. Wer seine grauen Zellen nicht trainiert, der rostet. Das Gehirn sollte deshalb regelmäßig vor neue Herausforderungen gestellt werden. Denn Denken sorgt für frische Verknüpfungen und Gehirnverbindungen, stärkt die Nervenzellen und fördert zudem die Merkfähigkeit und logische Kombinationsgabe. Damit es nicht langweilig wird, muss nicht immer dieselbe Übung verwendet werden: Sudoku, Kreuzworträtsel, Puzzles, Quizspiele, mathematische Aufgaben, Gedichte auswendig lernen und vieles mehr bieten sich für das Gehirnjogging an. Auch das Lesen von Zeitungen, Büchern und Magazinen regt das Gehirn an und hält geistig fit.

Wichtig beim Gehirnjogging ist, Freude an der Übung zu haben. Denn sich zu etwas zu zwingen, das keinen

Spaß macht, nützt wenig. Grundsätzlich eignet sich alles zum Training, was neue Eindrücke verschafft.

- Gehirnjogging sollte täglich stattfinden. Fünf Minuten am Tag reichen bereits aus.
- Die Gehirntätigkeiten lassen sich auch zusammen mit dem Partner oder Freunden trainieren. So macht es mehr Spaß.
- Wer auf der Suche nach Übungen ist, findet im Internet zahlreiche Portale zum Thema Gehirnjogging. Auch gibt es mittlerweile viele Gehirnjogging-Apps. Bei einigen dieser Apps kann man seine Gehirnleistung sogar mit anderen vergleichen, das spornt an!

Extra-Tipps für einen elanvollen Einstieg in den Ruhestand:

- An den rund 900 Volkshochschulen in Deutschland werden viele unterschiedliche Kurse angeboten. Sie umfassen die Bereiche Bildung, Sprache, Sport, Bewegung, Weiterbildung, Kunst, Kreativität u.v.m. Wer sich im Ruhestand fortbilden will, findet dort unzählige Angebote.
- Der Beitritt in einen Film- oder Literaturklub bietet sich für Kulturliebhaber an. Sich im Ruhestand regelmäßig mit Gleichgesinnten zu treffen und über klassische Kunst und aktuelle Neuerscheinungen zu diskutieren, macht Spaß.
- Wer Sprachen lernen will, kann sich auch für eine seniorengerechte Bildungsreise entscheiden. Sie bietet die Möglichkeit, die fremde Kultur und Sehenswürdigkeiten sowie die fremde Sprache vor Ort zu entdecken.
- Im Ruhestand ist die Zeit für das Ausprobieren verschiedener Sportarten, wie Golf oder mehrtägige Fahrradtouren, gekommen. Seniorengruppen in Vereinen bieten dazu die perfekte Möglichkeit.

- Wer einen Garten besitzt und einen grünen Daumen hat, wird große Freude am Bepflanzen und Pflegen des Gartens haben und kann sich dort eine grüne Oase zum Entspannen schaffen.

Wege, die Seele baumeln zu lassen

„Wir lagen auf der Wiese und baumelten mit der Seele."

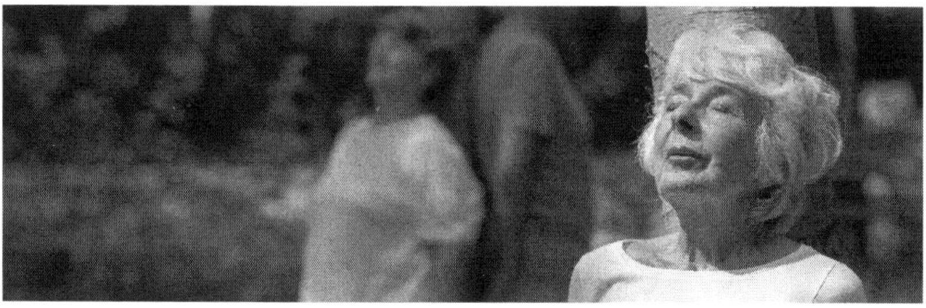

Diese Redewendung hat kein Geringerer geprägt als der Autor Kurt Tucholsky. In seinem Roman „Schloss Gripsholm: Eine Sommergeschichte" formulierte er diesen Satz. Heute weiß jeder, was er damit gemeint hat. Reisen, lesen, träumen und die Seele baumeln lassen – im Ruhestand ist die beste Zeit gekommen, um im Alltag tun und lassen zu können, was man will. Endlich kann man mal an gar nichts denken, die Perspektive wechseln, sich entspannen und cool bleiben. Die Extra-Zeit mit der Familie lässt sich in vollen Zügen genießen. Zu kurz gekommene Aktivitäten und Hobbys stehen wieder im Fokus. Das alles hilft, um im Ruhestand glücklich zu sein. Dennoch schlägt so manchem die Rente auf das Gemüt. Die Aussicht, dass diese für den Rest des Lebens anhalten wird, macht es nicht leichter. Ängste und Unsicherheiten kommen auf und der Ruhestand beginnt alles andere als gelassen. Allerdings gibt es Strategien, um die Seele baumeln zu lassen. Mit ihnen können Ruheständler neue Energie tanken und sich einfach mal entspannen.

1

Positiv denken im Ruhestand

Wer in die Rente geht, dem fällt es nicht immer leicht, positiv zu denken. Dabei bilden positive Gedanken die Basis für ein erfülltes Leben. Die Welt um einem herum wird dadurch automatisch schöner. Das bedeutet aber nicht, Sorgen, Ängste und Probleme einfach zu ignorieren. Sie gehören zum Alltag schließlich dazu. Stattdessen geht es darum, sie differenzierter zu betrachten und das Gute in jeder Lebenslage zu sehen. Statt negativer Gefühle ist Optimismus gefragt. Und wer Optimisten im eigenen Umfeld hat, weiß, dass es Menschen sind, die alles halb so schlimm finden. Wie werden die Gedanken positiv? Wie kann das Denken gelenkt werden? Wer von unangenehmen Gedanken geplagt wird, tut sich und seiner Gesundheit im Ruhestand nichts Gutes. Denn auch wenn die Arbeit weggefallen und das Geld knapper ist, bedeutet das nicht, dass der Sinn im Leben verloren gegangen ist. Statt sich auf die negativen Emotionen zu konzentrieren, sollten die Umstände durch die rosarote Brille betrachtet werden. Es gibt Studien, die zeigen, dass Träumer weit weniger an Depressionen leiden als Realisten. Natürlich heißt das nicht, dass der Ruhestand frei von negativen Gefühlen sein wird. Wer diese allerdings akzeptiert und stolz auf seine Fähigkeiten und sein Potenzial ist, kann viele Sorgen und Ängste mildern. Es geht auch darum, dem Schönen Beachtung zu schenken.

- Studien zeigen, dass Menschen, die ihre Fortschritte positiver betrachten, als sie in Wirklichkeit sind, ihre Gesundheit positiv beeinflussen können.

- Realisten leiden deutlich häufiger an Depressionen.
- Ärzte fanden heraus, dass Patienten, die vor einer Operation positiv denken, sich in kürzerer Zeit rehabilitieren und bessere Blutwerte haben als Patienten, die der Operation und Erkrankung pessimistisch gegenüberstehen.
- Wissenschaftler vermuten, dass eine positive Sichtweise auf die Realität die Gesundheit stärkt.
- Negatives Denken kann zu Demenz führen.
- Eine Studie des israelischen Instituts für Technologie zeigt, dass das Glückshormon Dopamin das Immunsystem aktiviert und dieses wiederum Krankheitserreger bekämpft.
- Eine positive Lebenseinstellung entsteht nicht von heute auf morgen. Bestimmte Denkmuster müssen über einen längeren Zeitraum eingeübt werden.
- Verschiedene Entspannungstechniken helfen, einen klaren Kopf zu bekommen und sorgen für eine positive Einstellung.

Dass positives Denken hilft, hat sicher jeder schon einmal erlebt. Im Ruhestand darf man sich also ruhig mal ein bisschen Positivismus erlauben, träumen und die Zukunft durch die rosarote Brille sehen. Durch die konstante positive Beeinflussung des bewussten Denkens und optimistische Gedanken werden ein hohes Selbstwertgefühl sowie Harmonie im Ruhestand erreicht. Und wer an sich glaubt und Chancen, die sich in der Rente ergeben, nutzt, anstatt dem vorherigen Leben nachzutrauern, ist im Vorteil und lebt stressfrei. Denn negative Gedanken sorgen für Stress, Krankheit und Unwohlsein. Noch einmal: Gedanken, Gefühle und Verhaltensmuster nehmen Einfluss auf den Körper und das Immunsystem. Sind sie positiv, stärken sie die Gesundheit und vermehren die Antikörper im Blut.

Tipps für das Fördern von positiven Gedanken:

1. Dankbarkeitstagebuch. Wer sich jeden Abend ein paar Minuten Zeit nimmt und die Dinge notiert, für die er an diesem Tag dankbar war, wird die positiven Dinge stärker wahrnehmen.
2. Eine achtsame Minute am Tag: Im Alltag sollte man sich eine achtsame Minute freihalten und diese nutzen, um tief durchzuatmen und sich zu fragen, was einem gerade besonders guttut. So wird der Fokus auf das Schöne im Leben gerichtet.
3. Lächeln: Jedes noch so kleine Lächeln löst positive Gefühle aus. Bei einem selbst und bei den Mitmenschen.
4. Sich selbst etwas Gutes tun. Das bedeutet, schon am Morgen das Gehirn auf die positiven Aktivitäten des Tages einzustimmen.

2

Nichtstun – auch das ist im Ruhestand erlaubt

Darf ich im Ruhestand einfach mal nichts tun? Loslassen und Nichtstun. Das klingt einfach, fällt allerdings vielen Menschen schwer. Vor allem Ruheständler, die ein stressiges Berufsleben hatten und voll in ihrer Karriere aufgingen, wissen plötzlich nicht mehr, was sie im Ruhestand tun sollen. Dabei sollten sie einmal nichts tun. Denn genau das ist es, was ihnen bisher nicht gelungen ist. Was bedeutet Nichtstun? Sich etwas zu gönnen, sich zu entspannen und neue Energie entstehen zu lassen. Das ist eine Kunst. Denn Nichtstun führt zu Langeweile oder schlechtem Gewissen davor, Termine einfach mal sein zu lassen. Körper und Geist sind auf einen stressigen Alltag trainiert. Da herauszukommen und in den Floatingzustand zu kommen, ist schwer. Viele glauben, sie müssten berufliche Pflichten mit dem Eingehen von neuen Verpflichtungen ersetzen. Doch in der Rente muss man gar nichts tun. Erst recht muss man nichts müssen. Von nun an ist man frei und kann die gewonnene Freiheit mit dem füllen, was einem gefällt. Und das schließt auch das Nichtstun mit ein.

- Für viele Menschen ist der Zustand des „Dauergehetzt-Seins" normal. In unserer Gesellschaft wird Leistung über alles gestellt. Daraus folgt, dass Nichtstun als unproduktiv gilt und als Verschwendung angesehen wird. Reines Nichtstun fühlt sich für viele Rentner deshalb falsch an.
- Das Nichtstun ist eine Wohltat für Körper, Geist und Seele. Hirnforscher haben festgestellt, dass diese Phase wichtig ist, um die geistige Stabilität zu erhalten.
- Wer Abstand zur Arbeit und den Verpflichtungen nimmt, ist langfristig kreativer und produktiver.
- Das Nichtstun im Ruhestand bedeutet auch eine Entscheidung für sich und sein Leben. Der Zustand muss nicht einen ganzen Tag ausfüllen. Es reicht aus, sich kleine Ruhepausen im Alltag zu gönnen und seinen Gedanken bewusst eine Auszeit zu schenken.

3

Die Perspektive wechseln

Neben dem Nichtstun empfiehlt es sich im Ruhestand, die Perspektive zu wechseln. Die Zeiten sind unsicher, die Welt hat ihre eigenen Gesetze. Wer versucht, in allen Situationen gelassen zu bleiben, hat bereits gewonnen. Denn durch einen Perspektivenwechsel lässt sich jede

Herausforderung, die im Ruhestand auftaucht, meistern. Das geht ganz einfach. Hier ein Beispiel: Wer jeden Morgen mit den öffentlichen Verkehrsmitteln zur Arbeit gefahren ist und sich über Verspätungen, volle Züge, Lärm und Langeweile aufgeregt hat, hätte sich stattdessen über die freie und geschenkte Zeit freuen sollen. Und so gibt es noch viele weitere Beispiele. Das bedeutet für Rentner: Statt sich über den Eintritt in die Rente zu beklagen, sollte man sich über die zusätzliche Zeit, die nun für die Familie oder einen selbst da ist, freuen. Auch lässt sich dieser Lebensabschnitt nutzen, um sich weiterzuentwickeln. Wichtig für die seelische Gesundheit ist zudem das Bewusstsein, dass sich manche Dinge nicht kontrollieren lassen und oft auch niemand Schuld an ihnen hat. Niemand ist schuld daran, dass man sich im Ruhestand befindet, und man ist auch kein Opfer des Schicksals. Ein Perspektivenwechsel bedeutet also eine bewusste Veränderung. Man muss ihn wollen. Das kann anfangs Angst machen. Wer deshalb auf einen Wechsel seiner Perspektive verzichtet, bleibt in seiner hermetisch verschlossenen Weltanschauung stecken und geht weiterhin mit Scheuklappen durchs Leben.

Wie lässt sich die Perspektive ändern? Mit diesen Fragen sollte es gelingen:

- Was kann man tun, um die Lage zu verbessern?
- Wo hat man Einfluss und kann diesen ausüben?
- Wie lassen sich Veränderungen bewirken?
- Welche Möglichkeiten sind gegeben, um anderen zu helfen?
- Was kann man im Kleinen tun?

4

Meditation im Ruhestand

Die Seele baumeln lassen – das gelingt mit Mediation hervorragend. Zudem hilft das Meditieren beim Finden der inneren Mitte und ermöglicht es, einfach mal abzuschalten und alles um sich herum zu vergessen. Zudem geht es um Achtsamkeit und die Frage, wie sich im Hier und Jetzt leben lässt. Meditation ist ein traditionelles Werkzeug, um einen völligen Zustand der Konzentration und des Vertiefens zu erreichen. Wie dieser Zustand erreicht wird, bleibt jedem selbst überlassen. Einige Menschen nutzen dafür Gebete, andere malen, wiederum andere hören Meditationsmusik oder beschäftigen sich mit buddhistischen Meditationstechniken und Yoga. Mediation ist außerdem überaus gesund und erhält die Gesundheit im Allgemeinen. Forscher haben festgestellt, dass sich bei regelmäßiger Meditationspraxis die Aufmerksamkeit und Konzentrationsfähigkeit deutlich verbessern und sich die Großhirnrinde verdickt. Sie sorgt für eine verbesserte Gedächtnisleistung und fördert die kognitiven Fähigkeiten. Zudem werden durch das Meditieren negative Stimmungen und Depressionen gemildert. Wer regelmäßig meditiert, kann auch Wut und Ärger besser kontrollieren und regulieren als andere Menschen. Weiterhin hilft die Meditation bei Einschlafproblemen, Migräne und Schmerzzuständen aller Art. Die Liste an Vorteilen, die eine Mediation mit sich bringt, lässt sich an dieser Stelle noch weiter fortführen.

- Viele Menschen, die sich bislang nicht mit Mediation beschäftigt haben, stehen dieser Aktivität mit Kritik und Vorurteilen gegenüber.
- Auch scheint die mangelnde Gewöhnung an Ruhe viele Menschen vom Meditieren abzuhalten.

- Gedanklich leer zu werden und sich nur auf den Atem zu konzentrieren, erfordert Übung. Das schreckt viele ab. Aber das Üben lohnt sich. Und mit jeder weiteren Mediation fühlt man auch einen weiteren Fortschritt.
- Kommt Ungeduld auf oder drehen sich die Gedanken weiterhin im Kreis, sollte man gelassen bleiben und die gestressten Gedanken einfach wertfrei ziehen lassen.
- Die Meditation bewirkt eine positive innere Haltung. Ältere Menschen sind nicht immer frei von Alltagssorgen und Schmerz. Durch das Meditieren können sie Dauerbelastungen entgegensteuern und ihrer Gesundheit etwas Gutes tun.
- Entgegen weitläufiger Meinung muss die Mediation auch nicht lange dauern. Eine Wirkung stellt sich bereits nach wenigen Minuten ein. Ideal ist eine tägliche Meditationspraxis von 10 bis 15 Minuten, um positive Veränderungen im Körper und der Seele zu spüren.

Für das Meditieren ist ein Ruheort wichtig. Wer als Rentner mit dem Meditieren startet, sollte sich einen ruhigen und angenehmen Platz zu Hause suchen und sich auf eine Matte oder ein Kissen setzen. Mediationen im Liegen funktionieren ebenfalls. Zudem sollte der Zeitpunkt der Meditation klug gewählt sein. Am besten bieten sich der Morgen oder Abend an, wenn es zu keinen Störungen durch Anrufe, Verpflichtungen und anderes kommt und man nicht das Gefühl hat, auf die Uhr schauen zu müssen.

Meditation ist ein Sammelbegriff für unterschiedliche Techniken, die wichtige Bestandteile in allen Weltreligionen waren und sind. Zu den gängigsten Meditationsübungen zählen das Beobachten des Atems und das Wiederholen von Mantras.

5

Tai Chi: achtsame Sportart mit großem Effekt

Bei Tai Chi handelt es sich um eine chinesische Philosophie, die Gesundheitsübungen, Meditation, Kampfkunst und Heilverfahren in sich vereint. Sie wird seit rund 3.000 Jahren praktiziert. Seit einigen Jahrzehnten begeistert sich auch die westliche Welt für diese Praxis. Denn die Übungen und Bewegungen fördern die Gesundheit und helfen bei der Entscheidungs- und Lebensfindung. Wer Tai Chi im Ruhestand praktiziert, lernt, Körper und Geist in Einklang zu bringen und als ganzheitliches System zu verstehen. Die Medizinforschung fand zudem heraus, dass sich diese Sportart nicht nur auf die körperliche, sondern ebenfalls die geistige Gesundheit positiv auswirkt und diverse Krankheitssymptome lindert. Viele Ärzte verschreiben Tai Chi deshalb als Rehabilitationsmethode und für ein gesundes Altern. Denn diese chinesische Philosophie trainiert den Körper und die mentalen und psychischen Komponenten gleichermaßen.

- Der Vorteil von Tai Chi ist, dass diese Praxis von jedem und bis ins hohe Alter ausgeführt werden kann. Empfohlen werden 30 Minuten täglich.
- Tai Chi mindert bei regelmäßiger Praxis das Risiko, an Herz-Kreislauf-Erkrankungen, Osteoporose, Depressionen, Brust- und Darmkrebs, Übergewicht oder Diabetes zu erkranken. Es ermöglicht eine bessere physische Fitness und sorgt für eine längere Lebensdauer.
- Bei älteren Menschen senkt Tai Chi das Sturzrisiko bei gleichzeitiger muskulärer Stärkung und Kraftaufbau. Auch der Gleichgewichtssinn wird trainiert.

- Tai Chi ist kein anstrengendes Krafttraining. Die Übungseinheiten sind moderat und der erforderliche Energieaufwand entspricht jenem eines normalen Laufens.
- Tai-Chi-Kurse werden von Krankenkassen unterstützt. Kurse werden in der Volkshochschule oder in Tai-Chi- sowie Kampfsportschulen angeboten.

6

Yoga: im Ruhestand zu sich selbst finden und beweglich bleiben

Yoga ist mehr als nur ein Trend und alle Altersgruppen können zu Yogis werden. Ruheständler können ihr Yoga-Programm so anpassen, dass sie auch bei eingeschränkter Beweglichkeit viele Übungen ausführen können.

Man ist so jung, wie man sich fühlt – so besagt es ein bekannter Spruch. Und Yoga hält den Körper fit und den Geist jung. Die Übungen fördern das körperliche Gleichgewicht. Zudem tun sie der Seele gut. Deshalb ist der Sport für Menschen aller Altersgruppen gut geeignet. Ruheständler lernen, den Atem mit dem Geist und dem Körper in Harmonie zu bringen. Auch lernen sie, in Würde zu altern und ein freudvolles und harmonisches Leben in der Rente zu führen. Wer im Ruhestand mit dem Yoga beginnt, sollte es allerdings nicht gleich übertreiben. Auch wenn Yoga einfach aussieht, erfordert diese sportliche Aktivität doch einiges an Beweglichkeit und Fitness.

Dementsprechend kann ein Yogakurs für Senioren oder ein Anfängerkurs besucht werden. Da es verschiedene Yogaarten gibt, sollten mehrere Schnupperstunden stattfinden, um den Yogakurs, der zu den persönlichen Vorlieben passt, zu finden. Yoga kann auch zu Hause mithilfe einer App oder eines Anleitungsvideos praktiziert werden. Anfängern wird aber davon abgeraten, da viele Übungen eine korrekte Körperhaltung erfordern. Wer die Übungen falsch ausübt, kann sich mehr schaden als nützen. In einem Yogakurs mit einem qualifizierten Lehrer ist man in sicheren Händen. Dieser korrigiert die Haltung und erklärt die einzelnen Übungen umfassend. Yoga wirkt sich ganzheitlich auf den Körper aus und hat viele positive Effekte auf die Gesundheit. Zudem ist Yoga ausgleichend und kräftigend, überdies aktiviert es die Energie.

- Wer in seiner Bewegung eingeschränkt ist oder unter chronischen Schmerzen leidet, sollte behutsam an Yoga herangehen.
- Manche Übungen lassen sich im Sitzen oder Liegen ausführen.
- Der Yogalehrer sollte die körperlichen Beschwerden kennen, sodass er die Übungen gegebenenfalls anpassen kann.
- Yoga hilft bei den unterschiedlichsten Beschwerden und Schmerzen und verbessert die Schlafqualität.
- 20 bis 30 Minuten Yoga pro Tag stärken das Immunsystem und den Körper und halten fit.

Yoga für Lebensfreude in der Rente: Das Mindset bezeichnet die Fähigkeit, sich am Leben zu erfreuen. Wer im Ruhestand viele Altlasten mit sich herumträgt, wird weniger Lebensfreude empfinden und sich so weniger lebendig und gesund fühlen. Daher ist es wichtig, sich in der Rente nicht an verpassten Gelegenheiten und verflossenen Partnerschaften aufzuhängen, sondern freudig in die Zukunft zu blicken und im Jetzt zu leben. Wer das nicht tut, lebt in einer Blase negativer Autosuggestion. Das wiederum wirkt sich negativ auf die Hormonproduktion des Körpers aus. Jedoch sind die Hormone für das gefühlte Alter von großer Wichtigkeit. Beim Yoga werden im Körper durch die verschiedenen Bewegungsabläufe unterschiedliche Hormone, wie Glücks- und Antistress-

Hormone, aktiviert. Der Körper bleibt zudem mental und körperlich beweglich und flexibel. Viele berichten nach ihrer Yogaklasse, dass sie sich selbstbewusster und emotional ausgeglichener fühlen. Auch aktivieren die Übungen eine von Herzen kommende Lust auf das Leben, Achtsamkeit und Weisheit.

7

Ein Date mit sich selbst

Masturdating ist ein Begriff, der gerade in aller Munde ist. Was ist damit gemeint? Es bedeutet, ein Date mit sich selbst zu haben. Sprich, man verbringt intensiv Zeit mit sich selbst und das gewollt, ohne dass jemand oder etwas die Alleinzeit stört. Es ist also die Einsamkeit im positiven Sinne gemeint. Diese ist insbesondere im Ruhestand als wertvolles Gut anzusehen. Denn die Zeit, die man bewusst mit sich alleine verbringt, füllt man mit Selbstliebe und Achtsamkeit. Das bedeutet nicht, sich einzusperren und die Wand anzustarren. Das Masturdating kann alle möglichen Aktivitäten und Erlebnisse beinhalten. Wichtig ist nur, dass man dabei die Hauptrolle spielt und alleine ist. Ideen für das Masturdating können ein Kinobesuch sein oder der alleinige Gang in ein Restaurant. Auch ein Spa-Tag, eine Massage, ein Schwimmbadbesuch mit anschließendem Saunagang, ein Konzert oder eine Theateraufführung, ein Picknick im Freien oder ein Spaziergang eignen sich dafür. Eben alles, was Spaß macht und man problemlos alleine tun kann. Der Effekt von Masturdating? Zufriedenheit, Dankbarkeit und Stolz. Und die Nähe zu einem selbst tut gut. Zumal sie in der heutigen Zeit viel zu kurz kommt.

Natürlich bedarf es etwas an Zeit, bis sich diese Gemütszustände bemerkbar machen.

- Zu Beginn erfordert das Date mit sich alleine womöglich Überwindung. Doch nach ein paar Masturdates richtet man die volle Aufmerksamkeit auf sich – und das mit großer Freude.
- Beim Masturdating lernt man sich besser kennen und schenkt sich Selbstliebe und Selbsterkenntnis.
- Durch das Masturdating nimmt man im Ruhestand die Zügel wieder selbst in die Hand, achtet auf sich und seine Bedürfnisse und lässt die Seele baumeln.
- Ablenkungen wie Social Media oder Bücher lesen sind übrigens keine Masturdatings.

8

Musik mit allen Sinnen hören

Seine Seele baumeln lassen und sich um sich selbst kümmern, dafür ist im Ruhestand eigentlich immer Zeit. Ausreden gelten da nicht mehr. Zum Seele baumeln lassen eignen sich viele achtsame Tätigkeiten und Aktivitäten. Eine davon ist das bewusste Musikhören oder besser gesagt das Erfahren von Musik. Und zwar mit allen Sinnen. Slow Listening ist Teil einer Bewegung, die den Alltag entschleunigen möchte. Beim Musikkonsum geht es darum, die Werke tiefsinnig zu ergründen. Wie funktioniert das? Erfahrene Musikhörer erklären es folgendermaßen: Man sollte der Musik mit voller Aufmerksamkeit zuhören, sie kennenlernen, wissen, woher sie kommt, und die Leistung der Musiker wertschätzen. Dadurch wird ein neuer Zugang zur Musik gewonnen. Um die Musik voll in sich aufzunehmen, nutzt man am besten Kopfhörer. Neben dem positiven Effekt, der durch das Musikhören entsteht und für gute Laune sorgt, nimmt man sich gleichzeitig eine Auszeit vom Alltag und entspannt. Der Zustand der inneren Ruhe wird auch nur durch bewusstes Musikhören erreicht. Wenn man seine alte Lieblingsplatte, die man seit vielen Jahren nicht mehr gehört hat, wieder auflegt, dann hat diese Musik eine wichtige Bedeutung und ist gleichzeitig ein wertvolles Erinnerungsgut. Sie ist dann kraft- und wirkungsvoll, schafft eine positive Atmosphäre und unterstreicht die aktuellen Gefühle.

Studien haben gezeigt, dass Musik die Stimmung reguliert und dies dafür spricht, Musik zu hören. Menschen tendieren dazu, Musik zu wählen, die zu ihrer Gefühlslage passt – oder auch um sich damit an wertvolle Momente in der Vergangenheit zu erinnern. Außerdem haben Forschungen gezeigt, dass Musik mit einem starken Bass oder einer tiefen Singstimme das Selbstvertrauen und die Motivation fördert. Viele Leute werden durch das Musikhören leistungsfähiger. Aber Musik hat auch heilende Wirkungen auf den Körper. Das passiert allerdings unterbewusst. Bestimmte Klänge, Bässe und Schwingungen können Schmerzen lindern, Muskelverspannungen lösen, Stress abbauen und den Blutdruck senken und ganz allgemein entspannen.

9

Ja sagen zu Wellness & Spa

Wellness & Spa eignen sich hervorragend, um abzuschalten und zu entspannen. Es gibt nichts Besseres, als einen ganzen Tag in einem Spa zu verbringen, um vom Alltag Abstand zu nehmen und die Seele baumeln zu lassen. Die Auszeit steht ganz im Zeichen des Wohlfühlens und Relaxens. Egal ob Sauna, Solarium, Sonnenliegewiese, Ruheraum, Dampfbad, Massage, Außenpool oder Hamam – erlaubt ist alles, was der Wellness zuträglich ist und mit dem man sich so richtig verwöhnen kann. Nach ein paar Stunden hat man bereits neue Kraft getankt und die Probleme für einen Moment hinter sich gelassen.

Für Wellness muss man sich nicht unbedingt in ein Spa-Center begeben. Auch zu Hause lässt sich ein Wellness-Tag verbringen. Viel braucht es dazu nicht, um in den eigenen vier Wänden zu relaxen und zu tiefenentspannen: ein paar Duftkerzen, Räucherstäbchen, ein gemütlicher Bademantel, schöne Musik und ein paar Pflegeprodukte. Auch ein ausgiebiges Schaumbad in der Badewanne sorgt für Wellness und Entspannung. Währenddessen kann man eine reichhaltige Gesichts- und Haarmaske auftragen und diese gründlich einwirken lassen.

Weitere Spa-Ideen für zu Hause:

1. Wechselduschen kurbeln den Kreislauf an und stärken das Immunsystem.
2. Körperpeelings – gekauft oder selbst gemacht, mit Kaffeesatz, einem Schuss Olivenöl und etwas Honig vermengt – sorgen für ein gepflegtes und straffes Hautbild.
3. Hand- und Fußbad aus warmem Wasser, Meersalz und Kräutern wirken gegen Stress und sorgen für Entspannung.
4. Maniküre und Pediküre ermöglichen ebenfalls Entspannungsmomente.
5. Für das allgemeine Wohlbefinden können dann noch autogenes Training oder eine progressive Muskelrelaxation absolviert werden.
6. Damit der Spa-Effekt anhält, sollte man am besten den ganzen Tag mit dem Bademantel in der Wohnung herumlaufen und sich mit Tee und gesunden Köstlichkeiten versorgen.
7. Ein Spa-Tag ist nicht nur etwas für Frauen. Auch Männer profitieren von einem Wellness-Tag. Sie lernen, sich zu entspannen und sich um sich selbst

zu kümmern. Der Wohlfühleffekt bleibt auch bei ihnen nicht aus.

Ein Spa im Eigenheim bedeutet, sich ein wenig Luxus nach Hause zu holen und nach einem anstrengenden Tag zu entspannen und neue Kraft zu tanken. Jeder Ruheständler sollte das einmal ausprobieren.

10

Mittagsschlaf hält jung

Die einen sagen, der Mittagsschlaf sei gesund. Andere raten dazu, lieber darauf zu verzichten. Was ist denn nun wahr? Zuerst: Ein Mittagsschlaf schadet nicht, wenn er eine bestimmte Dauer nicht überschreitet. Experten raten zu einem kurzen Nickerchen von maximal 30 Minuten. Wer länger liegen bleibt, riskiert, sich müde zu schlafen und lust- und antriebslos zu werden. Dabei ist der Sinn des Mittagsschlafs, sich wieder fit zu machen und Kraft zu tanken. Und sich im Ruhestand den Mittagsschlaf zu gönnen, gehört zu den wunderschönen Dingen, die man eigentlich schon im Arbeitsleben machen wollte. Er trägt zum Wechsel von An- und Entspannung im Tagesrhythmus bei. Allerdings sollte er nicht im Bett verbracht werden, sondern am besten am Sofa. 10 bis 15 Minuten Powernapping sind Experten zufolge optimal. Die beste Zeit dafür ist zwischen 13 und 15 Uhr, genau dann also, wenn man ohnehin ein Leistungstief verspürt und der Körper nach Ruhe verlangt. Studien zufolge sind Ruheständler, die einen Mittagsschlaf halten, weniger für Herzinfarkte anfällig und konzentrierter. Einige Forscher behaupten, dass Powernapping zudem das Leben verlängert, wenn es täglich stattfindet.

- Wer im Ruhestand auf den Mittagsschlaf verzichtet, ist weniger leistungsfähig und häufig schlechterer Laune und reizbarer.
- Ohne Mittagsschlaf steigt der Stresspegel und es kann vermehrt zu Herz-Kreislauf-Erkrankungen kommen.
- Wer gegen den Mittagsschlaf ankämpft, verursacht Stress im Körper.
- Ein täglicher Mittagsschlaf verbessert nachweislich die Blutwerte und den Blutdruck, vor allem den Bluthochdruck.

11

Ruhe und Natur im Ruhestand

Das Wort „Ruhestand" impliziert Ruhe und zur Ruhe kommen. Das bedeutet aber nicht, sich vom Leben abzuwenden, um zum alten Eisen zu gehören. Es geht darum, Ausgleich und Ruhephasen zu finden, die für ein ausgeglichenes Leben sorgen. Denn das kam während des aktiven Arbeitslebens oft zu kurz. Doch wie lässt sich Ruhe finden? Es ist nicht immer einfach – vor allem, wenn man weiterhin sehr aktiv ist, nicht alleine wohnt oder in einer Großstadt lebt. Natur ist hier das Stichwort: Dort lässt sich Ruhe finden und man kann seinen Gedanken freien Lauf lassen oder einfach nur zufrieden schweigen. Der Alltag tritt bei einem Spaziergang oder einer Fahrradtour in der Natur schnell in den Hintergrund. Die natürliche Umgebung – egal ob Wald, Wiese oder Berg – entschleunigt. In der Abgeschiedenheit findet man zudem Achtsamkeit, Stille und Entspannung. Natur wirkt außerdem jeder Art von innerer Unruhe entgegen und ist gesundheitsfördernd. Denn Lärm schädigt langfristig Herz und Kreislauf. Umso wichtiger sind Regenerationsphasen und

Ruhe ohne Lärmbelastung für Körper und Geist. In der Natur finden sich jede Menge stille Rückzugsorte.

- Ruhephasen und Zeiten ohne Lärmbelastung sind für Ruheständler wichtig, damit sie sich entspannen können und die Schlagaderblutgefäße relaxen, sodass die Herzfrequenz und die Blutdruckwerte sinken.
- Ob Wanderungen, Spaziergänge oder Fahrradtouren – die Natur bietet Ruhe und Entschleunigung.
- Wer das Beste aus der Natur herausholen will, sollte den Spaziergang mit seiner Sinneswahrnehmung und bewusstem Atmen verbinden.

12

Sich Zeit für Bücher nehmen

Zeit für Bücher sollte immer vorhanden sein, doch im Ruhestand darf es ruhig ein bisschen mehr sein. Denn Lesen zählt zu den entspannenden Tätigkeiten. Außerdem belegen zahlreiche Studien, dass sich das Lesen positiv auf die Gesundheit auswirkt und stressreduzierend ist. Des Weiteren hilft es nachweislich beim Einschlafen, vor allem nach einem anstrengenden Tag. Mit einem Buch gelingt es, zur Ruhe zu kommen. Beim Lesen laufen gleichzeitig verschiedene Prozesse im Gehirn ab. Denn Lesen spricht sprachliche, visuelle und emotionale Bereiche an. Selbst motorische Bereiche des Gehirns werden aktiviert.

Studien, unter anderem vom Max-Planck-Institut, kommen zu dem Schluss, dass Lesen die Gehirnstruktur verändern kann, da es vor allem die linke Gehirnhälfte anspricht, die Handlungen und

Situationen simuliert. Das wiederum kann zu besseren sozialen Kompetenzen und einer verbesserten Perspektivenwechsel-Fähigkeit führen. Die Verknüpfungen im Gehirn erhöhen sich ebenfalls. Menschen, die häufig lesen, können demnach schneller und besser zwischen wichtigen und unwichtigen Dingen unterscheiden. Und es gibt noch weitere positive Effekte, die durch das Lesen entstehen: Es fördert auch die Kreativität und Empathie. Wer seine Empathie stärken will, sollte das demnach mit tiefgründigem Lesen tun. So entwickelt man ein Gefühl für andere Menschen und kann sich besser in diese hineinversetzen.

13

Golf spielen in der Rente

Golf ist zwar kein reiner Rentnersport, hat aber auch nicht gerade den Ruf, ein hipper Sport zu sein. Doch da er viel Zeit, Konzentration und Dedikation erfordert und die Möglichkeit bietet, in der Natur zu sein, ist Golf bei Ruheständlern beliebt. Viele Menschen beginnen erst nach dem Ende ihrer Karriere damit. Schließlich hat man dann genügend Zeit, den nächsten Golfklub zu besuchen und dort mehrere Stunden zu verbringen.

Was spricht für Golf? Nun so vielseitig die Ausrüstung ist, so vielseitig ist auch dieser Sport. Es gibt unzählige Regeln – und wer Golf spielen will, muss zuerst eine Platzerlaubnis beantragen. Damit darf man dann allerdings jeden Golfplatz nutzen. Für den Golfführerschein muss man einen Grundkurs absolvieren, der rund 150 bis 300 Euro kostet und die Grundfertigkeiten des Golfes lehrt. Wer regelmäßig spielen möchte, kann sich nach dem Grundkurs einem Klub anschließen. Der Vorteil ist, dass man dann niedrigere Kosten für einzelne Spiele zahlt und zudem auf Gleichgesinnte trifft. Da der Golfsport für viel Ruhe und Entspannung sorgt, ist es ein idealer Sport, um die Seele baumeln zu lassen. Er verlangt zudem viel Bewegung an der frischen Luft, das hält gesund. Und nebenbei kann man interessante Menschen kennenlernen.

14

Pfeil und Bogen für die innere Mitte

Bogenschießen boomt und eignet sich als Freizeitsport auch für Rentner. Psychologen setzen auf die Heilkraft durch Pfeil und Bogen, zum Beispiel bei Rückenleiden, Burn-out-Syndrom oder ADHS. In Deutschland gibt viele Vereine, die Bogensport für Anfänger und Fortgeschrittene anbieten. Dass sich immer mehr Ruheständler für das Bogenschießen interessieren, liegt an der Wirkung dieses Sports auf den Geist und Körper. Denn Bogenschießen hat nichts mit Gewalt zu tun, sondern mit Intuition und dem Finden der inneren Mitte. Das Zusammenspiel von Anspannen und Entspannen fasziniert und sorgt für innere Ruhe, Loslassen und Konzentration. Viele Menschen, die Bogen schießen, tun das, um ihr Stresslevel zu reduzieren und zur Ruhe zu kommen. Der Sport eignet sich aus diesem Grund ideal für die Therapie von bestimmten psychologischen Erkrankungen. Bogensportler lernen, sich zu fokussieren und ihre Konzentrationsfähigkeit zu steigern. Das ist in anderen Lebensbereichen ebenso von Vorteil. Bogenschießen ist relativ leicht zu erlernen, aber schwer zu perfektionieren, was ebenfalls einen großen Reiz auslöst. Geduld und Konstanz im Training sind deshalb wichtig. Dennoch kommt der Spaß nicht zu kurz, denn das Bogenschießen wirkt sich positiv auf die Stimmung aus. Das Gefühl, mit allen anderen aus der Gruppe gleichgestellt zu sein, sorgt für Verbindung und Zugehörigkeit. Oft kommt es vor, dass die anderen Kursteilnehmer zu Freunden werden. Wer sich im Ruhestand für das Bogenschießen interessiert, findet beim Deutschen Schützenbund DSB (www.dsb.de) und dem Bogensportverband (www.dbsv1959.de) mehr Infos.

- Beim Bogenschießen wird der gesamte Körper trainiert. Besonders trainiert werden aber die Rücken-, Arm- und Handmuskulatur sowie die Gesäß- und Beinmuskulatur.
- Beim Bogenschießen wird Geist und Körper viel Gutes getan. Zudem werden viele Kalorien verbraucht und man lernt mehr Gelassenheit.

15

Verwöhnprogramm im Ruhestand

Im Grunde sollte sich jeder Mensch Zeit nehmen, um sich selbst zu verwöhnen, sich Gutes zu tun, um neue Kraft und Energie zu tanken, aber auch, um sich zu heilen, weiterzuentwickeln und Abschied von Altem zu nehmen. Allerdings kommt es viel zu selten vor, dass man sich selbst verwöhnt, da im Alltag immer wieder das eine oder andere dazwischenkommt. Sich selbst verwöhnen ist aber weder zeitaufwendig noch kompliziert. Man muss sich nur fragen, wer die wichtigste Person im Leben ist. Die Antwort: Das ist man immer selbst. Es gibt viele Ideen, mit denen man sich eine Auszeit nehmen und Gutes tun kann. Im Nachfolgenden werden zehn kleine Verwöhnprogramme vorgestellt, die jeder in den Alltag integrieren kann.

- Nach einem langen oder anstrengenden Tag kommt es häufig zu Verspannungen. Diese lassen sich aber leicht wieder lockern. Einfach mit geradem Rücken hinsetzen, die Augen schließen und sich selbst eine Nackenmassage geben. Das entspannt die Muskeln und tut der Seele gut.
- Jeden Morgen ist es sinnvoll, sich zu überlegen, worauf man sich am Tag freut. Auch wenn dies nur etwas ganz Kleines ist, wie das Treffen von Freunden oder der Spaziergang am Nachmittag mit dem Hund. So wird der Tag mit positiven Gedanken gestartet. Das verbessert die Chancen, dass der Tag glücklich und positiv zu Ende geht.
- Wer ein bisschen Zeit übrig hat, sollte sich belohnen. Das kann zum Beispiel eine Shoppingtour oder ein Bummel durch die Innenstadt sein. Man muss nicht unbedingt etwas kaufen. Der Ausflug und das Besuchen von Läden inspirieren.
- Die schönste Sache der Welt ist das Beobachten von anderen Menschen. Das geht am besten, wenn man sich alleine in ein Café setzt und die vorbeieilenden Menschen oder die anderen Gäste im Café beobachtet.
- Zum Musikhören und Tanzen ist man nie zu alt. Wer einen Moment lang alleine zu Hause ist, sollte einfach mal seine Lieblingsmusik auflegen und dazu so richtig ausgelassen tanzen. Damit bekommt jeder den Kopf frei.
- Es kommt immer wieder vor, dass man sich tagsüber müde fühlt und sich durch den Tag schleppt. Das Beste, was man tun kann, ist, früh schlafen zu gehen. Das wird sich am Morgen darauf bezahlt machen.
- Selbstlob stinkt, sagen viele. Ein Grund, warum sich niemand traut, sich selbst zu loben. Aber sich

zu sagen: „Das habe ich aber gut gemacht!“, ist ein wichtiger Schritt zu mehr Selbstliebe und Zufriedenheit. Statt sich ständig selbst zu kritisieren, einfach die Gedanken umkehren und sich selbst loben. Das mag sich zunächst womöglich komisch anfühlen, doch mit etwas Übung fällt das ernst gemeinte Selbstlob immer leichter.

- Nein sagen – auch das gehört zum Verwöhnprogramm. Menschen, die dazu tendieren, hilfsbereit zu sein, sagen oft zu allem Ja und Amen. Die Folge: Sie übernehmen sich häufig oder handeln entgegen ihren Wünschen und Bedürfnissen. Damit man sich nicht zu viel auflädt, sollte man sich selbst im Auge behalten und den Mut haben, im richtigen Moment „Nein” zu sagen.
- Wem es im Ruhestand gerade nicht so gut geht oder wer sich einsam fühlt, der sollte jemanden anrufen, mit dem er reden kann. Wer von seinen Gefühlen und Problemen erzählt, wird die Lage distanzierter betrachten können. Außerdem fühlt es sich gut an, die Stimme eines Freundes oder geliebten Menschen zu hören.
- In der Rente isst man sehr häufig bei sich zu Hause. Denn die Mittagspause in der Arbeit fällt weg, auch ist man nicht mehr so oft unterwegs. Doch genau jetzt im Ruhestand darf man sich etwas gönnen und zum Beispiel zum Essen ausgehen. Und es sollte auch nicht immer dasselbe Restaurant sein. Nun heißt es, neue Erfahrungen zu machen, Neues zu entdecken und auszuprobieren. Dadurch fühlt man sich um Längen besser und meistens nimmt man etwas für sich mit.

16

Entrümpeln und Platz für Neues schaffen

Das Glück wohnt zu Hause. Aber nur, wenn das Eigenheim auch Glück und Zufriedenheit ausstrahlt. Dazu müssen Altlasten entrümpelt werden, um Platz für Neues zu schaffen. Das bedeutet nicht, sich dem völligen Minimalismus hinzugeben, sondern Übersicht über die Dinge zu gewinnen und Struktur zu schaffen, um Gedanken ordnen zu können und sich von Unwesentlichem zu trennen. Das Entrümpeln bezieht sich auch nicht nur auf das Eigenheim, sondern das gesamte Lebensumfeld. Viel zu oft schiebt man während des Arbeitslebens derartige Aktionen auf. Papiere, Gegenstände, Vorhaben, Ideen, kaputte Beziehungen, alte Möbel und viel mehr Ballast werden lieber in den Keller oder auf den Speicher gebracht, anstatt diese Dinge zu entsorgen. Doch so schwer die Trennung fällt, irgendwann ist der Zeitpunkt gekommen, um zu entscheiden, was damit gemacht wird. Und spätestens im Ruhestand ist dieser Moment tatsächlich gekommen. Jetzt ist Zeit vorhanden, um sich dem Gerümpel zu widmen. Diese Methode führt dazu, dass man sich eine wohltuende Umgebung und ein gesundes Umfeld erschafft. Und Ausmisten bedeutet nicht, alles einfach wegzuschmeißen. Viele Dinge lassen sich verschenken oder verkaufen. Dann freuen sich andere darüber.

- Alles, was nicht abgeschlossen ist, und Dinge, deren weiterer Verbleib unklar ist, rauben Kraft. Denn sie sind stets im Gedächtnis verankert. Dort verbrauchen sie viel Energie, sodass andere Aufgaben langsamer und schlechter erledigt werden können.

- Entrümpeln schafft nicht nur Platz, sondern reinigt auch den Geist und verbessert die mentalen Kapazitäten.
- Entrümpeln beginnt gedanklich und geht dann über zum tatsächlichen Ausmisten von Schränken, alten Dokumenten, Zeitschriften, Prospekten, Papieren, Kleidungsstücken, Geschenken, Geschirr, Möbel und vielem mehr, das sich unbemerkt vermehrt hat.
- Sollte man sich von einem bestimmten Objekt noch nicht trennen können, dann darf man den Gegenstand ein weiteres Jahr lagern. Doch nach dieser Periode muss man endgültig entscheiden, ob es wegkommt oder nicht.
- Bei Kleidung hilft es, diese in die Hand zu nehmen und die Emotionen zu spüren. Wenn es keine positiven Gefühle sind, sollten diese Kleidungsstücke entsorgt werden.

17

Weniger ist mehr: Rauchen und Alkohol reduzieren

Zum Seele baumeln lassen gehört auch, sich etwas zu gönnen. Bei manchen ist es Schokolade, ein Glas Wein oder eine Zigarette. Doch sollte bedacht werden, dass das Rauchen und der Alkohol zu den größten Risikofaktoren für Krankheiten zählen und deren übermäßiger Konsum den Körper langfristig schädigt. Oft ist man sich seines eigenen Konsums nicht bewusst. Es ist deshalb hilfreich, sich einmal zu notieren, wie viele Zigaretten man am Tag raucht und wie viele Mengen Alkohol man in der Woche zu sich nimmt. Danach wird schnell klar, ob der Konsum eingeschränkt werden muss. Da die Pensionierung eine grundlegende Veränderung darstellt, bringt sie für einige Menschen eine gewisse Destabilisierung mit sich. Ein Grund, der den Alkoholkonsum erhöhen kann: Denn dort findet man Zuflucht. Ein Glas Alkohol zum Essen mit Freunden ist in Ordnung und erlaubt. Wenn es aber über das besagte Glas Wein hinausgeht und plötzlich täglich getrunken oder geraucht wird, schadet dies dem Organismus. Deshalb gilt: Weniger ist mehr und sorgt für einen bedachten und guten Lebensstil im Alter.

18

Offline gehen, um abzuschalten

Fast jeder besitzt heute ein Smartphone. Auch ältere Generationen sind mit diesem Gerät mittlerweile bestens vertraut. Im Arbeitsleben war das Mobilgerät auch Teil der Arbeit und Mittel zur Kommunikation, zum Austausch und zur Information. Es ist deshalb auch im Ruhestand ständig an und in greifbarer Nähe. Jeder Nachricht wird nach Möglichkeit sofort beantwortet oder man sieht schnell nach, ob eine neue E-Mail eingegangen ist. Im Ruhestand sollte man aber einen Gang herunterschalten und sprichwörtlich zwischendurch offline gehen. So viele Vorteile das Smartphone und der Laptop auch haben, sie sorgen dafür, dass man sich nie ganz entspannen kann. Das Gerät einfach mal bewusst abzuschalten, wird am Anfang schwierig sein. Zu groß ist die Angst, etwas zu verpassen. Es könnten ja die Kinder wegen eines Notfalls anrufen. Aber mal ganz ehrlich: In diesen zwei oder drei Stunden können sie auch auf dem Festnetz anrufen. Also, einfach das Smartphone mal links liegen lassen, es in den Flugmodus stellen oder komplett ausschalten.

- Das gezielte Ausschalten des Smartphones bezeichnet man mittlerweile als „Digital Detox". Denn das Mobilgerät ist ein Stressfaktor geworden. Und das macht sich auch in der Freizeit bemerkbar. Schließlich ist das Handy überall mit dabei. Und mal ehrlich, jeder wirft immer wieder mal einen Blick auf das Gerät. Könnte ja sein, dass eine Nachricht eingegangen ist!
- Ein erster Schritt ist bereits getan, wann man sich bewusst macht, wie oft man täglich auf sein Handy sieht und wie viel Zeit man mit dem Gerät verbringt. Wer sich darüber bewusst ist, kann sein Verhalten ändern und den Fokus auf etwas anderes legen.
- Das Abschalten ist keine Kostbarkeit, sondern eine absolute Notwendigkeit. Das sollte man sich stets vor Augen führen.

19

Ein Tagebuch führen

Gedanken in Form eines Tagebuches niederzuschreiben, das haben viele sicher das letzte Mal in ihrer Jugendzeit gemacht. Kaum jemand tut das noch im Erwachsenenalter. Dabei ist das Notieren seiner Erlebnisse und Gedanken ein unheimlich befreiender Prozess. Zudem hilft das Tagebuch, dem negativen Gedankenkarussell im Kopf zu entfliehen und sich einen kleinen Fluchtraum aufzubauen, in dem man sich zurückziehen und ungefiltert Gedachtes preisgeben kann. Zudem hilft das Führen eines Tagebuchs dabei, die eigene Persönlichkeit besser zu verstehen.

Warum im Ruhestand nicht wieder damit anfangen? Alles, was man dafür benötigt, sind ein Notizbuch und ein Stift.

- Das Tagebuch-Schreiben hilft, sich über Dinge klar zu werden, die man als schwierig empfindet.
- Es eignet sich auch hervorragend, um über den erlebten Tag zu reflektieren und die schönen Dinge festzuhalten, oder um Ideen zu sammeln, was man noch alles im Ruhestand erleben und erledigen will.
- Kein Therapeut schafft es, die Selbsterkenntnis zu ersetzen, die durch eine ehrliche Auseinandersetzung mit sich selbst gewonnen wird.

20

Morgenroutine im Ruhestand entwickeln

Im Ruhestand ist man nicht mehr gezwungen, morgens früh aufzustehen. Schließlich ist das Arbeitsleben Vergangenheit. Damit bricht aber auch die gewohnte Routine morgens weg, die aus einem Frühstück, dem morgendlichen Müsli oder einem leckeren Kaffee bestand. Die Morgenroutine beeinflusst den Tag positiv – deshalb sollten Ruheständler für die Rente eine neue entwickeln. Dazu gehören auch feste Aufstehzeiten sowie ein bewusstes Starten in den Tag. Als Ruheständler ist die Morgenroutine keiner Hektik mehr ausgesetzt. Das bedeutet, sie kann so gestaltet werden, wie man möchte, und sollte das beinhalten, was einem guttut. Sie kann 15 Minuten, 30 Minuten oder zwei Stunden umfassen. Mit welchen Aktivitäten die Routine gefüllt wird, variiert von Mensch zu Mensch. Manche trinken nach dem Aufstehen direkt ein Glas Wasser und widmen sich dann zuerst einer entspannenden Tätigkeit wie Yoga oder Meditation. Danach nehmen sie ein gesundes Frühstück ein. Im Anschluss werden alle unangenehmen Aufgaben erledigt, da diese am Morgen leichter von der Hand gehen. Egal, wofür man sich entscheidet, in der Stille der Morgenstunden ist man noch sorgenfrei und kann sich so unvoreingenommen sich selbst widmen. Nicht beinhalten sollte die Morgenroutine Aktivitäten, die sich negativ auf den Tag auswirken, wie das Lesen von Nachrichten, Chatverläufen und E-Mails. Denn der Geist ist frühmorgens besonders empfänglich für negative Botschaften.

- Der Ablauf der ersten Stunden des Tages bestimmt maßgeblich den weiteren Tagesablauf.
- Beginnt der Tag gut und entspannt, hat man mehr Energie und bessere Laune. Dadurch ist man gefestigter und unempfindlicher für aufkommenden Stress im Alltag.

Methoden, Ihre Kreativität zu entfalten

Jeder ist ein Künstler, die Schwierigkeit liegt darin, als Erwachsener einer zu bleiben.

(Pablo Picasso)

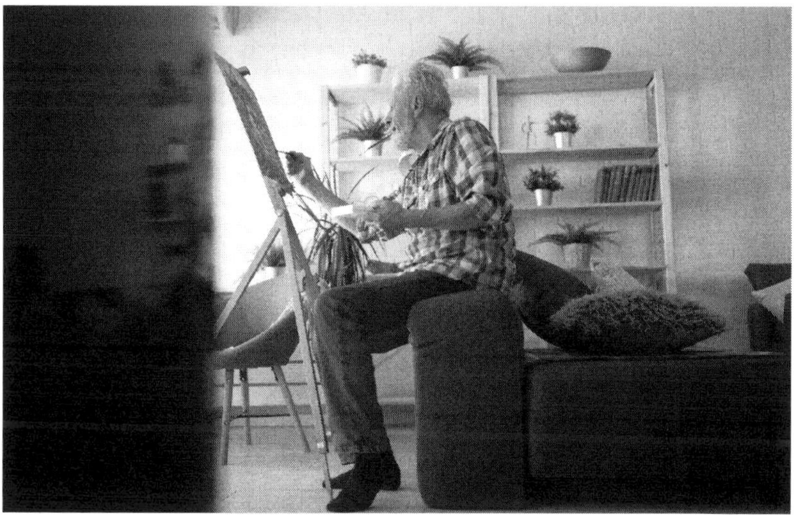

Kreativität macht Menschen glücklich. Wer sich im Ruhestand kreativ auslebt und entfaltet und sich traut, Neues auszuprobieren, wird davon sehr profitieren. Kreativität hat natürlich vielfältige Formen und umfasst nicht nur künstlerisches Handwerk. Auch Basteln, Singen, Schreiben, kreatives Denken und vieles mehr zählen zur Kreativität dazu. Und kreativ kann jeder Mensch sein. Viele glauben zwar, dass sie kein Talent haben oder ihnen die Kreativität fehlt, doch dem ist nicht so: In jedem stecken ein Kreativitätsverständnis und schöpferisches Talent. Damit lassen sich im Ruhestand neue Wege bestreiten. Zudem ist Kreativität ein nützliches Instrument, um Aufgaben und Probleme zu lösen. Folgende Kreativ-Ideen bereichern das Leben und bringen die eigenen kreativen Talente zum Vorschein. Viel Spaß beim Ausprobieren!

1

Kreativ werden durch Kunst

Im Ruhestand ist die Zeit gekommen, seiner kreativen Ader freien Lauf zu lassen. Viele Kunstwerke wurden von Ruheständlern entworfen. Und auch wenn kein Anspruch besteht, der nächste Picasso zu werden, so ist die eigene Kunst stets als großartig anzusehen. Bereits der Akt des Schaffens an sich ist Kunst. Das kann das Kreieren einer Skulptur oder Figur sein. Aber auch Zeichnen, Malen und Modellieren sind künstlerische Tätigkeiten. Am besten ist es, eine Technik auszuwählen, die einem liegt. Wer gerne dreidimensional künstlerisch arbeiten will, kann zum Beispiel mit Holz, Draht, Plastik, Schrott, alten Metallstücken, Moos, Muscheln, Steinen, Ton, Papier, Zeitungsschnipseln, Kleister, Pappe und vielen weiteren Materialien ausgefallene Formen, Skulpturen und Figuren entwickeln. Wer kreative Inspiration benötigt, findet im Internet zahlreiche Tutorials, die verschiedene Kunsttechniken schrittweise erklären. Zudem bieten Volkshochschulen oder Kunstschmieden Kurse an, die verschiedene Kunstarten wie die Ton- oder Holzkunst vermitteln. Dort arbeitet die Gruppe im Kurs direkt an einem Kunstwerk. Das kreative Werk lässt sich dabei auch mit den entsprechenden Werkzeugen bearbeiten. Denn nicht immer ist die passende Ausstattung oder der Platz für die jeweilige künstlerische Arbeit zu Hause vorhanden.

Zu der Kunst, die jeder bei sich zu Hause verwirklichen kann, zählen das Malen und Zeichnen. Die Arbeit mit Farben bietet die perfekte Möglichkeit, seine Kreativität voll zu entfalten. Malen und Zeichnen entspannen außerdem, machen glücklich und vertreiben schlechte Gedanken. Selbst bei körperlichen Einschränkungen muss auf diese Kunst nicht verzichtet werden. Zum Malen und Zeichnen können Wasserfarben, Buntstifte, Filzstifte oder der klassische Bleistift verwendet werden.

Im Künstlerbedarfshandel finden sich Werkzeuge, Materialien, Klebstoffe, Farben und vieles mehr, um der Kreativität freien Lauf zu lassen.

Kreativ-Tipp: Bevor es an das Erstellen des Kunstwerks geht, sollte überlegt werden, welche Materialien und Farben zur Anwendung kommen sollen. Dann geht es daran, auszuprobieren, wie Materialien und Farben miteinander harmonieren und sich kombinieren lassen. Ein Detail, das die Aufmerksamkeit erregt und eine besondere Stimmung schafft, verleiht dem Kunstwerk eine individuelle Aussagekraft. Zudem sollte dem Kunstwerk ausreichend Zeit gewidmet werden und die künstlerische Arbeit an einem ungestörten Ort stattfinden. Ist für das Ausleben der Kunst im Eigenheim kein Platz, kann man sich einer Künstlergruppe anschließen oder mit anderen Kreativen ein Atelier teilen. Auch die Stadtverwaltung kann hier weiterhelfen. Sie stellt immer wieder geeignete Räume zur künstlerischen Zwischennutzung zur Verfügung.

2

Kulinarisch kreativ werden: Experimente in der Küche

Der berühmte Fernsehkoch Alfred Biolek sagte einmal, dass Essen die Erotik des Alters sei. Ein Grund mehr, seine Kreativität in der Küche zu entfalten. Tatsächlich kochen Ruheständler weit häufiger als Menschen, die noch im Arbeitsleben stehen. Bei der Generation 65+ ist fast jeder Zweite in der Hausküche aktiv und kreativ. Zeit ist schließlich genug vorhanden, um Neues auszuprobieren und sich nicht nur auf bekanntem Terrain zu bewegen! Rezept-Inspirationen lassen sich im Internet auf Blogs und Foren sowie in vielen Kochbüchern, die im Handel erhältlich sind, finden. Egal ob Trend-, Nachhaltigkeitsküche, Superfood, Veganes, Low Carb, Saisonales, exotische Spezialitäten oder Bio-Küche – die Vielfalt an Themen ist groß. Wer will, kann sich jede Woche einer anderen Küche beziehungsweise einem anderen Kochtrend widmen. Die Familie wird es garantiert freuen. Passende Lebensmittel und Produkte finden sich in Supermärkten, Bioläden, bei regionalen Gemüsehändlern, im Reformhaus oder online in Lebensmittel-Shops. Beim Kochen kann man selbstverständlich auch erfinderisch sein und eigene Rezepte kreieren. Diese können dann mit Freunden oder der Familie geteilt und immer mehr verfeinert werden.

Kulinarisch kreativ zu werden, bedeutet, seinen Körper zu verwöhnen und fit zu bleiben. Solange die Ernährung ausgewogen bleibt und nährstoffreich ist, ist der Kreativität keine Grenze gesetzt. Von der Sushi-Rolle über die Sachertorte bis hin zu indischem Curry – eigentlich eignet sich jedes Rezept für den Selbstversuch. Und mit zunehmendem Alter muss auch nicht mehr so stark auf die Kalorien geachtet werden. Es ist der Genuss beim Essen, der zählt.

- Statt im Restaurant zu genießen, können die Delikatessen in Eigenregie zubereitet werden.
- Je frischer und hochwertiger die Zutaten, desto besser schmeckt das Essen.
- Feinschmecker können ihre kreativen Gerichte mit selbst angebauten Kräutern veredeln.
- Aktuelle Kochtrends sollten unbedingt ausprobiert werden, da diese oft neue Techniken und Tipps umfassen, die für überraschende kulinarische Highlights sorgen.
- Im Ruhestand lassen sich umständlich erscheinende Rezepte ausprobieren, selbst Brot backen, Marmelade herstellen, Kompott zubereiten und vieles mehr.
- Übrigens, wer richtig Gas geben will, kann sich in der Küche auf einen Bereich wie das Erstellen von Senfsorten oder Marmelade spezialisieren und so viel davon produzieren, dass Freunde und Familienmitglieder davon profitieren.

3

Origami – die Kunst des Papierfaltens

„Oru" bedeutet „falten", „Kami" bedeutet „Papier".

Origami ist eine Faltkunst, mit der ein Stück Papier in eine dreidimensionale Figur, eine geometrische Figur, ein Tier oder eine Blume verwandelt wird. Und zwar ohne Kleber oder Schnitte. Die Technik stammt aus China und Japan und ist über 2.000 Jahre alt. Viele Formen wurden von dem Japaner Akira Yoshizawa in Faltplänen festgehalten. Er entwickelte zudem einfache Systeme wie das „Yoshizawa-Randlett-System". Dieses System ermöglicht gedruckte Origami-Anleitungen. Die einzelnen Faltschritte werden dabei in einem Diagramm und mithilfe von Pfeilen und gestrichelten Linien dargestellt. Die Kunstform ist überall auf der Welt beliebt und lässt sich von jedem erlernen. Das ist ein Grund, warum Origami eine Lieblingsbeschäftigung bei vielen älteren Menschen darstellt – auch weil die Komplexität der Figuren immer weiter gesteigert werden kann. Das motiviert, weiterzumachen.

- Heute gibt es mehrere Hunderttausend, wenn nicht sogar Millionen verschiedene Origami-Formen. Und es kommen immer wieder neue hinzu.
- Um die alten Techniken zu verbessern und noch komplexere und wahrheitsgetreue Figuren und Tiere zu falten, wird bei einigen Anleitungen das Papier mit etwas Wasser befeuchtet. So lassen sie sich harmonischer, runder und plastischer gestalten.
- Kleine Schiffe, Kraniche, Frösche, Insekten, Spinnen, Wurfsterne und vieles mehr: Aus einem einfarbigen oder bunten viereckigen Papier lassen sich alle erdenkbaren Figuren falten.
- Grundsätzlich lässt sich von jedem Gegenstand der Welt eine Origamiversion herstellen.
- Anfänger sollten sich ein Origami-Buch mit Anleitungen besorgen, um sich mit der Technik schrittweise vertraut zu machen.
- Der Verein Origami Deutschland e.V. (www.papierfalten.de) veröffentlicht mehrmals im Jahr eine Zeitschrift mit dem Namen „Der Falter". Dort wer-

den immer wieder neue Origami-Faltsysteme vorgestellt. Auch veranstaltet der Verein regelmäßig Treffen.

Wer sich im Alter mit Origami beschäftigt, hält seine feinmotorischen Fähigkeiten fit und erhöht die Konzentrationsfähigkeit. Außerdem verbessert die Falttechnik das Verständnis für geometrische Zusammenhänge. Auch die Fremdwahrnehmung und Selbstkontrolle werden trainiert.

4

Seinen persönlichen Rentner-Modestil finden

Das Ende des Berufslebens bedeutet für viele Menschen auch das Ende der modischen Konventionen. Nun muss sich nicht mehr an die Geschäftswelt angepasst werden, die Kleiderwahl ist frei. Kein Anzug, keine Uniform, kein adrettes oder gediegenes Erscheinungsbild mehr – nichts von all dem mehr muss aus der Schublade oder dem Kleiderschrank gezogen werden. Doch bevor wild ausgemistet wird, sollte sich die Frage gestellt werden, wie der persönliche Stil im Ruhestand aussehen soll. Inspiration lässt sich in Modemagazinen und bei Fashion-Designern finden. Allerdings sollte nicht blind ein Stil kopiert werden, nur um hip und trendy zu sein. Ruheständler sollte sich stets so kleiden, wie sie sich fühlen und was ihnen gefällt. Nur so lässt sich ein zufriedenstellender Stilwandel vollziehen. Dabei darf ruhig kreativ vorgegangen werden. Neues wie eine moderne Frisur, eine andere Haar- oder eine neue Kleiderfarbe gehören dazu. Wer Beratung benötigt, kann sich an professionelle Stil- und Modeberater wenden. Zudem hilft es, sich auf den Online-Profilen von Seniorenmodels umzusehen, um neue Farben und Schnitte für die eigene Garderobe zu entdecken.

- Modische Experimente sind in der Selbstfindungsphase natürlich erlaubt.
- Denn wer in Rente geht, muss nicht auf Modetrends und moderne Outfits verzichten und sich als Opa oder Oma verkleiden. Egal, welches Alter man hat, für Mode ist man nie zu alt. Und jeder hat das Recht, toll auszusehen.
- Im Ruhestand ist die Zeit für extravagante Kleidungsstücke gekommen.
- Auf der Suche nach passenden Kleidungsstücken bietet das Online-Shopping unbegrenzte Möglichkeiten. Der Vorteil des Online-Shoppings: Man kann alles in Ruhe ausprobieren und die Kleidungsstücke auch mit Schuhen, Jacken und Accessoires kombinieren. Wenn etwas nicht passt, wird es einfach zurückgeschickt, ohne großen Aufwand.

Greta Silver, 74 Jahre alt, ist ein erfolgreiches Seniorenmodel und professionelle YouTuberin. Sie hat ein Buch geschrieben: „Wie Brausepulver auf der Zunge". Dort inspiriert sie unter anderem dazu, „Omi- und Opi-Klischees" abzulegen. Das Buch hat es in die Bestsellerlisten geschafft. Auch zeigt die Hamburgerin selbstbewusst, dass man mit zunehmendem Alter modebewusst sein und flott aussehen kann und sich modisch nicht einschränken muss – im Gegenteil. Mehr über Greta Silver lässt sich auf www.greta-silver.de erfahren.

5

Im Ruhestand Theater spielen

Viele Ruheständler glauben, dass sie in der Arbeitswelt bereits die Rolle ihres Lebens gespielt haben. Falsch gedacht: In der Rente ist die Zeit für die Hauptrolle gekommen – nämlich als Schauspieler im Theater. Theaterspielen ist nicht nur ein kreatives Hobby, es fördert auch die persönliche Entwicklung. Wer auf der Bühne steht, entdeckt zudem ganz neue Seiten an sich, erhält Zugang zu sich selbst und blüht auf. Des Weiteren führt das Theaterspielen Menschen unterschiedlichsten Alters und verschiedener Herkunft zusammen und fördert die Lebenslust. Wer vorher nie gedacht hätte, einmal selbst auf der Bühne zu stehen, wird sich wundern. Denn das Theaterspielen macht großen Spaß und wird bald fester Bestandteil des Ruhestands. In dieser Art von kultureller und kreativer Aktivität finden sich neue Herausforderungen, aber auch Sinnstiftung und soziale Eingebundenheit. Mittlerweile gibt es eine große Anzahl an spielbegeisterten Seniorentheatergruppen, sodass es nicht schwer sein wird, eine passende Gruppe in der eigenen Umgebung zu finden. Das Großartige ist, dass die Senioren- oder Altentheater zudem die Möglichkeit bieten, sich nicht nur rein schauspielerisch zu betätigen. Auch darf sich hinter der Bühne aktiv in die Theaterproduktionen eingebracht werden. Statt selbst Theater zu spielen, kann sich jederzeit gestalterisch ausgelebt, das Kostüm- und Bühnenbild übernommen, sich um die Lichttechnik oder Maske gekümmert oder die Presse- und Öffentlichkeitsarbeit ins Rollen gebracht werden. Einige Ruheständler schreiben außerdem Stücke oder sind in der Gruppe dramaturgisch tätig.

- Theaterspielen eröffnet neue Welten und bestärkt darin, sich authentisch zu zeigen.
- Die Zugehörigkeit in der Theatergruppe motiviert und weckt neue Energien.
- Neben dem Theaterspielen gibt es viele weitere Betätigungsfelder im Theater.
- Informationen zum Seniorentheater in Deutschland gibt es beim Bund deutscher Amateurtheater (https://bdat.info), dem Arbeitskreis Seniorentheater, bei Seniorentheaterforen und verschiedenen Seniorentheatertreffen sowie Netzwerken.

6

Ein Buch schreiben: für sich, die Nachwelt oder andere

Eine weitere Möglichkeit, um den Ruhestand mit Kreativität zu füllen, bietet das Schreiben eines Buches. Das können die eigenen Memoiren und Erinnerungen aus der Kindheit oder dem Berufsleben oder sonstige spannende Erlebnisse sein. Aber auch wissenschaftliche Abhandlungen oder Recherchen zu einem Thema, das einen schon immer interessiert hat, bieten sich an. Wer besonders kreativ ist, kann seine neu gewonnene Freizeit nutzen, um einen Roman oder einen Krimi zu verfassen. Das Buch muss natürlich nicht veröffentlicht werden. Aber auch das ist jederzeit möglich. Längst ist nämlich kein Verleger mehr notwendig, um ein Manuskript zu veröffentlichen. Heute kann jeder sein eigenes Buch publizieren. Ohne große Mühe lässt sich die Wortkreation in den Druck geben oder als digitales E-Book herausbringen.

Vor der Veröffentlichung sollte allerdings ein Lektor das Werk korrigieren, damit es keine Grammatik- und Rechtschreibfehler aufweist. Fachlich ausgebildete Lektoren finden sich in Netzwerken oder über den Verband der Freien Lektorinnen und Lektoren (VFLL). Wer zudem auf der Suche nach einem Designer für die visuelle Umsetzung und das Buchcover ist, kann auf einem Portal wie www.designenlassen.de einen solchen ansprechen und auch gleich beauftragen.

Tipps zum Buchschreiben:

- Zunächst sollte klar sein, was man zu Papier bringen will. Was ist die Geschichte, wie viele Kapitel/welchen Umfang soll das Buch umfassen, was ist der konkrete Inhalt, wie lässt sich das Inhaltsverzeichnis strukturieren?
- Mit dem Schreiben zu beginnen, ist leicht, aber an dem Werk dranzubleiben, erfordert Disziplin und Selbstmotivation. Eine Zielsetzung und gewählte Deadline können helfen, das Buch zu Ende zu bringen.
- Das Schreiben sollte an einem ruhigen Ort erfolgen. Der Platz sollte so gewählt und ausgestattet sein, dass sich dort mehrere Stunden angenehm verbringen lassen.
- Für den Fortschritt des Buches ist es hilfreich, sich ein Mindestmaß an Wörtern oder Seiten zu setzen, die täglich oder wöchentlich niedergeschrieben werden.
- Sobald eine erste Version des Buchs existiert, sollte diese mit einer Vertrauensperson geteilt werden, um ein ehrliches Feedback zu erhalten.
- Tipps und Ratgeber zur Selbstveröffentlichung eines Buches finden sich auf www.selfpublisherbibel.de. Dort wird unter anderem erklärt, wie man die Zielgruppe am besten anspricht und was beim Druck oder Hochladen eines E-Books zu beachten ist.

7

Singen – im Chor oder alleine!

Singen kann viel bewirken und wirkt sich positiv auf Geist, Seele und Körper aus. Manche sagen dem Singen sogar magische Kräfte nach. Fest steht, dass dieses kreative Hobby gesund hält. So entdeckten Forscher bei einem Chor, dass während des Singens die Anzahl der Antikörper im Blut – Immunglobulin A genannt – deutlich ansteigt. Diese Antikörper spielen beim Schutz gegen Krankheitserreger eine wichtige Rolle. Singen führt also zu einer Stärkung der Abwehrkräfte und wirkt sich gleichzeitig positiv auf die Psyche aus. Wer regelmäßig singt, fühlt sich zudem ausgeglichener und zufriedener. Außerdem zeigt sich, dass sich bei Menschen, die singen, die Herzfrequenz stabilisiert und Singen gut für das Herz-Kreislauf-System ist. Nach rund 30 Minuten erhöht sich zudem der Serotoninspiegel und es werden Glückshormone und Cannabinoid ausgeschüttet. Das vermindert Stressgefühle und sorgt für Tiefenentspannung.

- Singen stärkt und kräftigt die Rückenmuskulatur und regt das Herz-Kreislauf-System an.
- Chorsänger haben eine höhere Lebenserwartung als Nichtsänger.
- Singen stärkt das Selbstbewusstsein und sorgt für mehr Lebenszufriedenheit.
- Singen fördert die Fantasie und Kreativität.
- Singen macht Spaß und trainiert den Geist.

Wer im Ruhestand mit dem Singen starten will, kann das nicht nur zu Hause unter der Dusche tun. Es gibt zahlreiche Musikgruppen und Chöre (Amateure und Professionelle) verschiedenster Art, die ein regelmäßiges Singen ermöglichen. Vom Seniorenchor über einen Rock-

Pop-Chor bis hin zu klassischen Chören – in jeder Region gibt es zahlreiche Möglichkeiten zum Chorsingen. Das ist Lebenshilfe pur! Wer seine freie Zeit im Ruhestand mit anderen im Chor verbringt, spürt, wie Geist, Körper und Seele erfrischt werden. Für viele fühlt sich Singen wie ein Jungbrunnen an. Das gemeinsame Erlebnis im Chor tut gut. Sich mit anderen gemeinsam auszuprobieren, ist besonders anregend und befriedigend. Spaß und geistiges Training gehen dabei Hand in Hand.

8

Puzzeln hält geistig fit und ist kreativ

Puzzeln ist keine Beschäftigung nur für Kinder. Zwar hat der Puzzle-Erfinder John Spilsbury diese Aktivität ursprünglich für Kinder entwickelt, doch schnell hat sich das Puzzeln zum Hobby und Vergnügen für Erwachsene auf der ganzen Welt entwickelt. Gern wird dann mal ein ganzes Wochenende gepuzzelt. Und dass Puzzeln großen Spaß macht, liegt daran, dass es Meditation und Glücksgefühle miteinander vereint. Die ruhige Beschäftigung, die aus dem Suchen von Puzzleteilen und Ergänzen eines Bildes besteht, erzeugt bei vielen einen sogenannten Flow. Das ist ein Gefühl, das entsteht, wenn man komplett in eine Aufgabe versunken ist und die Umgebung dabei ausgeblendet wird. Trotz so mancher Schwierigkeit kommt auch kein Stress beim Puzzeln auf. Das ist ein weiterer Vorteil dieser kreativen Aktivität. Das Ziel wird nach und nach erreicht, ohne dass Langeweile auftritt oder es zu einer Überforderung kommt. Puzzeln liegt genau in der Mitte. Der einzige Unsicherheitsfaktor besteht in der Zeit, die benötigt wird, um das Puzzle zu beenden. Irgendwann ist das Puzzle aber fertig. Das stärkt das Selbstbewusstsein und motiviert, ein neues Puzzle zu beginnen.

Das kreative Spielvergnügen besteht in der Regel aus Pappe und begeistert durch verschiedene anspruchsvolle Motive. Der bekannte Hersteller Ravensburger verfügt über Puzzles, die bis zu 40.000 und mehr Teile umfassen. Motive können Weltkarten, spektakuläre Landschaftsbilder oder bekannte City-Skylines sein. Der Schwierigkeitsgrad richtet sich übrigens nach dem Farbkontrast: Je schwächer dieser ist (z. B. Grau in Grau oder verschiedene Beige-Töne), desto schwieriger wird es. Eine Herausforderung auf höchstem Niveau ist die Puzzle-Variante „Krypt Silber“: Sie besteht aus 654 gleichfarbigen Teilchen.

- Puzzeln sorgt für innere Ausgeglichenheit, Ruhe und Entspannung.
- Die Teilziele, die beim Puzzeln erreicht werden, sichern die notwendige Motivation, um das Puzzle zu vollenden.
- Die Anerkennung ist dem disziplinierten Bezwinger eines gigantischen Puzzles sicher.
- Das Kombinieren zersplitterter Puzzleteile sowie das Entziffern sorgen für Erlebnismomente und Glücksgefühle.
- Puzzeln fördert die kognitiven Fähigkeiten, das schlussfolgernde Denken und stärkt das Kurz- und Langzeitgedächtnis.

9

DIY-Projekte durchführen

Es gibt viele kreative Möglichkeiten, um seine Fähigkeiten und Fertigkeiten zu verbessern oder um Neues zu entdecken und auszuprobieren. Eine besonders beliebte und kreative Form des Ausdrucks ist die DIY-Methode, sprich die „Mach-es-selbst-Methode”. Sie macht Spaß, fördert die Kreativität und stellt zudem das handwerkliche Geschick auf die Probe. Für Do-it-yourself eignet sich eigentlich alles. Egal ob das Anlegen eines Blumengartens, das Schneidern von Kleidungsstücken, das Basteln eines Kalenders oder das Schnitzen eines Möbelstücks – die DIY-Möglichkeiten sind unbegrenzt. Alles, was dazu im Vorfeld benötigt wird, sind die erforderlichen Materialien. Inspiration findet sich auf Flohmärkten, in Bastelläden und Gartencentern. Aber auch die Natur, der Dachboden oder das Kellerabteil bieten Materialien dazu an. Zum Beispiel lässt sich aus alten Holzkisten ein Küchenregal bauen, eine alte Flasche wird zur Vase oder zum Kerzenhalter umfunktioniert. In jedem Haushalt finden sich alte Gegenstände oder Materialien, die eine zweite Chance verdient haben und somit auch nicht weggeworfen werden müssen. Diese Dinge lassen sich in alles Mögliche umfunktionieren oder zu einem neuen Gesamtkunstwerk zusammenfügen. So kann selbst ein alter Autoreifen als Mini-Beet noch eine neue Funktion erhalten. Nochmals: Der Fantasie sind wirklich keine Grenzen gesetzt. Das Internet bietet zudem die Möglichkeit, gezielt nach DIY-Objekten und handwerklichen Projekten zu suchen.

- Do-it-yourself ist eine kreative handwerkliche Tätigkeit, die auch fit und agil hält. Besonders beliebt ist das Upcycling oder das Erstellen von Gegenständen aus recycelten Roh- oder Werkstoffen.
- Ein paar Ideen für DIY: Nähen, Bauen, Batik, Färben, Stricken, Falten oder Bemalen.
- Anleitungen und Tipps für DIY finden sich online und in Magazinen.
- DIY ist das ideale Hobby und ein wundersamer Zeitvertreib für zu Hause.
- DIY sorgt für geistige und körperliche Abwechslung.

10

Sich Zeit nehmen, um Briefe zu schreiben

Alte Brieffreundschaften wieder aufleben lassen oder neue finden – im Ruhestand kann der alte Füller wieder hervorgekramt werden, um persönliche Gedanken mit Freunden und Familienmitgliedern, die vielleicht nicht in unmittelbarer Nähe wohnen, schriftlich zu teilen. Die Freude, einen handgeschriebenen Brief zu erhalten oder selbst zu verschicken, ist groß. In Zeiten von Handy, E-Mail und Internet widmen sich nur noch wenige Menschen dem Briefeschreiben. Obwohl sich mithilfe von Briefen Freundschaften über viele Jahre pflegen lassen, ist ein handgeschriebener Brief mittlerweile eine Rarität. Im Ruhestand kann man das Briefeschreiben aber wieder aufleben lassen – vielleicht auch, um einen alten Freund aus der Kindheit oder eine Jugendliebe zu kontaktieren. Ein Brief bringt in diesem Fall sogar einen Vorteil: Der Empfänger kann nämlich selbst entscheiden, ob und wann er den Brief liest und beantwortet. Bei einem Telefonat oder einem WhatsApp-Anruf ist das nicht der Fall. Außerdem lassen sich Emotionen in einem Brief wieder aufleben und es ist einfacher, seinen Gefühlen mit geschriebenen Worten Ausdruck zu verleihen, als wenn man sie mündlich formulieren müsste. Bei der Erstellung eines Briefes spielt zudem die Zeit keine Rolle. Im Gegenteil, es wird sich Zeit genommen, damit der Brief so persönlich und qualitätsvoll wie möglich ist.

- Die Kommunikation nimmt beim Briefeschreiben eine völlig andere Qualität an.
- Beim Briefeschreiben streitet man sich weniger.
- Die Zeilen sind wohlüberlegt und es kommt zu keinen Handlungen aus dem Affekt.

- Annoncen helfen bei der Suche nach neuen Brieffreunden.
- Natürlich lassen sich auch Oster-, Weihnachts- und Geburtstagswünsche als Brief verschicken.

11

Jonglieren lernen

Jonglieren scheint schwer zu sein, kann sich aber leicht selbst beigebracht werden. Und es lässt sich mit allen möglichen runden Gegenständen üben. Egal, ob Tennisbälle, Äpfel, Zitronen oder Jonglierbälle – gestartet werden sollte zunächst mit nur zwei runden Gegenständen. Gelingt das Jonglieren mit den zwei Bällen gut, darf ein dritter Ball dazukommen. Nach ein paar Anfangsschwierigkeiten kommt schnell Spaß in die Sache. Und das Ganze kann immer weiter gesteigert werden. Denn es lässt sich auch mit vier, fünf oder sechs Bällen jonglieren. Wer eine bestimmte Technik erlernen möchte, kann sich im Internet mit Videos behelfen oder sich ein Buch zum Thema kaufen, das präzise Erklärungen liefert. Vielleicht gibt es aber auch einen Jonglier-Profi im Freundeskreis, der sich bereit erklärt, ein paar Übungsstunden zu geben.

Warum sollte man sich ausgerechnet im Ruhestand mit Jonglieren beschäftigen? Diese Beschäftigung stellt Geist und Körper vor neue Herausforderungen und hält fit. Zudem macht es Spaß und lässt sich überall üben: im Wohnzimmer, im Garten oder in der Natur. Mit der Zeit, wenn das Jonglieren gut gelingt, wird zudem das Selbstwertgefühl gestärkt. Bei der nächsten Geburtstagsparty oder Familienfeier wird man außerdem zum Unterhaltungs-Highlight. Jonglieren bietet aber noch einen weiteren Vorteil: Während des Übens vergeht die Zeit wie im Flug.

- Jonglieren hat viele positive Wirkungen.
- Unter anderem erhöht es die Reaktions- und Konzentrationsfähigkeit, das Gleichgewicht und die Körperwahrnehmung.
- Es fördert die Kreativität, Ausdauer und Geduld.
- Außerdem kann das Jonglieren aus so mancher Lebenskrise heraushelfen und für psychische Stabilität sorgen.

12

Im Ruhestand Hobby-Fotograf werden

Wer im Ruhestand kreativ werden will, kann sich auch für das Fotografieren entscheiden. Motive gibt es schließlich mehr als genug. Wer keine Digitalkamera hat, kann entweder die alte analoge Kamera ausgraben oder sein Smartphone benutzen. Denn heute hat so gut wie jedes Handy eine eingebaute Kamera, die hochwertige Fotos produziert. Diese besitzen zwar unterschiedliche Linsen und Auflösungen, doch als Hobbyfotograf muss man auf solche Details nicht unbedingt achten – vor allem nicht als Einsteiger. Für die Hobbyfotografie wird dann nur noch das passende Motiv oder der passende Gegenstand benötigt. Zwar lässt sich wild drauflosknipsen, doch ist es sinnvoller, mit einem Plan vorzugehen. Motive sollten Dinge sein, die einen interessieren. Wer zum Beispiel ein großer Fan von Architektur ist, kann mit seiner Kamera Gebäude, Linien und andere architektonische Highlights aufspüren und aus verschiedenen Blickwinkeln ablichten. Wer gerne andere beobachtet, kann Porträts von Menschen im Alltag schießen. Sei es die Verkäuferin im Supermarkt, der Postbote, die Kellnerin aus dem Café um die Ecke – menschliche Motive lassen sich leicht finden. Mit der Zeit bekommt man auch als Hobbyfotograf ein Gespür für besondere Momente, Situationen und Gegenstände, sodass die Aufnahmen konkreter und besser werden. Hat man genug Talent und wird von anderen als guter Fotograf gelobt, ist es sogar möglich, die eigenen Dienste gegen Honorar anzubieten und sich etwas dazuzuverdienen. Viele verdienen sich mit dem Fotografieren von Geburtstagen oder Hochzeiten ein kleines Taschengeld. Der Verdienst steht bei diesem Hobby natürlich nicht an erster Stelle. Im Fokus steht sprichwörtlich das abzubildende Motiv.

Achtung: Mit dem Schießen eines Fotos ist es nicht getan. Wenn es ein digitales Foto ist, muss es im Anschluss auf den Computer geladen und eventuell mit einem Bildbearbeitungsprogramm bearbeitet werden. Die Bildbearbeitung ist eine Wissenschaft für sich und erfordert technisches Know-how. Allerdings stellt auch Learning by Doing eine Möglichkeit dar. Jedenfalls sollte sich mit diesen Programmen ausführlich beschäftigt werden. Viele Tutorials im Internet wie bei YouTube helfen beim Einstieg.

Wer mit einer analogen Kamera arbeitet und seine Bilder selbst entwickeln will, kann an einer Fotoschule oder bei Profifotografen einen Schnellkurs zur analogen Bildentwicklung absolvieren und sich zu Hause ein kleines Entwicklungslabor bzw. eine sogenannte Dunkelkammer einrichten. Das Entwickeln der eigenen Bilder ist spannend und aufregend und hat etwas Magisches an sich. Es macht das Hobby noch attraktiver und ermöglicht, sein Talent zu spezifizieren.

Sind genug Fotos geschossen, kann eine Auswahl getroffen und diese im Rahmen einer lokalen Ausstellung der Öffentlichkeit präsentiert werden. Vielleicht erlaubt auch der Hausarzt oder Cafébesitzer aus dem Ort, dass die eigenen Bilder dort ausgestellt werden.

13

Kreative Inspiration durch TED Talks

Mit dem Ruhestand beginnt, wie bereits mehrfach erwähnt, ein neues Kapitel im Leben. Die Veränderungen kann sich manchmal überwältigend anfühlen. Doch es bleibt nichts anderes übrig, als sich der Herausforderung zu stellen und sich mit dem Thema Rente auseinanderzusetzen. Das beinhaltet auch die Konfrontation mit gewissen Themen. Um sich kreativ inspirieren zu lassen, bieten sich TED Talks zum Thema Älterwerden, Ruhestand und Seniorensein an. Oft gibt es die Talks auch als Podcast. Sie vermitteln neue Perspektiven und Ideen. Abgesehen davon sind sie sehr unterhaltsam. Was ist mit TED gemeint? Es ist eine Abkürzung, die für „Technology, Entertainment and Design" steht, für eine Organisation, die verschiedensten wissenden und kreativen Menschen die Möglichkeit gibt, ihre Ideen mit einem globalen Publikum zu teilen. Die Reden sind zum Teil sehr inspirierend, regen zum Nachdenken an, umfassen sämtliche Themengebiete, sind oftmals spannend und geben einem eine neue Perspektive im Leben. Sie lassen sich auf YouTube ansehen oder entspannt über eine App auf das Smartphone laden. Für jedes Interessengebiet und jede Altersklasse ist etwas Passendes dabei.

14

Modellbau als Kreativ-Hobby

Modellbau – das ist ein Hobby, an das viele angehende Ruheständler zunächst nicht denken. Denn Hobby-Modellbau wird oft in Verbindung mit seltsamen, wenig sozialen Menschen gebracht, die sich in ihre eigenen

Welten flüchten, statt am realen Leben teilzunehmen. Sicher mag es diese auch geben. Doch Modellbau ist ein Hobby wie jedes andere. Und es lohnt sich, damit anzufangen. Gebaut werden kann mittlerweile alles, was einen interessiert. Üblich ist das Modellbauen von Autos, Flugzeugen und Schiffen. Aber es lassen sich auch Modellhäuser oder natürlich die berühmte Modelleisenbahn bauen. Das Bauen sorgt für viele Vorteile im Alter. Unter anderem verbessert es die motorischen und kognitiven Fähigkeiten und erhöht die Konzentration. Denn beim Modellbauen sind Detailverliebtheit, Exaktheit, handwerkliches Geschick und ein guter Bauplan gefragt. Man klebt, schneidet, malt, bohrt, dreht, steckt und arbeitet mit kleinen, zum Teil sogar kleinsten Teilchen. Viele Ruheständler, die mit dem Modellbauen begonnen haben, erzählen, dass sie bei dieser Aktivität ihren Frust und ihre Wut loswerden können und zur Ruhe kommen. Nach einer gewissen Zeit lässt auch das Stresslevel nach und der Geist wird frei. Modellbauen ist für Männer ideal, die sehr in ihrer Arbeit aufgegangen sind. Denn es sorgt für Entspannung bei gleichzeitiger Arbeit (dem Modellbau).

- Beim Modellbau wird das Gehirn immer wieder herausgefordert. Das sorgt für einen frischen und jungen Geist.
- Modellbauen kann das Risiko, an Alzheimer zu erkranken, reduzieren.
- Das Hobby muss nicht alleine durchgeführt werden, es bietet sich auch an, gemeinsam mit dem Partner oder den Enkelkindern an einem Projekt zu arbeiten.
- Das Gefühl, etwas mit seinen eigenen Händen gebaut und abgeschlossen zu haben, ist unbeschreiblich.
- Bei den Modellbauten gibt es verschiedene Schwierigkeitsgrade. Anfänger sollten ein Modell auswählen, das ihren Fähigkeiten entspricht, und sich dann langsam steigern.

15

Das Eigenheim kreativ umgestalten

Der Ruhestand bietet die Möglichkeit, sein Zuhause kreativ umzugestalten. Denn wer sich in den eigenen vier Wänden näher umsieht, wird vielleicht bemerken, dass seit zwanzig Jahren dieselbe Tapete an der Wand ist, die Fliesen im Bad nun altmodisch sind, der Teppich auf dem Boden ausgefranst ist und auch sonst nicht mehr alles schön aussieht. Wie wäre es also mit einer kreativen Auszeit, die gleichzeitig sinnvoll ist und nachhaltig für eine Veränderung sorgt? Das kreative Neu- und Umgestalten des Zuhauses sorgt zudem für neue Lebensenergie und Wohlbefinden. Bereits mit einem neuen Anstrich der Wände in den Lieblingsfarben verändert sich viel. Es lässt die Räume frischer und moderner wirken. Übrigens regen bestimmte Farben die Kreativität an, andere sorgen für ein Gefühl der Ruhe und tieferen Schlaf. Sind die Wände neu gestrichen, fällt einem vielleicht auf, dass Pflanzen im Eigenheim bisher zu kurz gekommen sind. Mit Pflanzen lassen sich aber nicht nur Akzente setzen, sie sorgen auch für ein besseres Raumklima und eine lebendige Stimmung. Die Auswahl an Zimmerpflanzen ist mittlerweile so groß, dass man hier seine künstlerische Ader ausleben und die Pflanzen als Designobjekte im Eigenheim platzieren kann. Ist das erledigt, lassen sich auch gleich Schönheitsreparaturen und Renovierungsarbeiten vornehmen. In den meisten Fällen können diese selbst durchgeführt werden. Nur das Legen von neuen Leitungen sollte einem Fachmann überlassen werden. Mit selbst gemachten Deko-Artikeln, neuen Vorhängen und Fotos lassen sich die Wände verschönern. Und der alte Arbeitsplatz oder das Homeoffice kann nun endlich in ein Esszimmer verwandelt werden, sodass im Ruhestand genug Platz für Freunde und die Familie ist.

16

Kreuzworträtsel fördern die Kreativität und das Denkvermögen

Das Gehirn anregen und im Rätselraten versinken – diese Leidenschaft teilen viele Menschen. Wer dem bisher nicht viel abgewinnen konnte, sollte das Rätselraten im Ruhestand einmal ausprobieren und sich eine besondere Auszeit gönnen. Denn, sobald das Kreuzworträtsel startet, verschwindet man in den Untiefen des Geistes. Mehr als ein Stift und ein Rätselheft sind nicht notwendig. Und nach einer schier endlosen Gedankenspirale endlich die Lösung zu finden, ist ein Hurra-Erlebnis für jeden. Erfunden wurde das Kreuzworträtsel übrigens vor hundert Jahren. Seitdem verbringen viele Menschen den Sonntag damit, das wöchentliche Rätsel aus der Zeitung zu knacken.

Wer immer noch nicht überzeugt ist, der sollte wissen, dass Studien den positiven Effekt des Kreuzworträtsels auf das Gehirn belegt haben. Denn mit Anfang 40 baut das Gehirn bereits langsam ab. Wer hier gegensteuern und das Gehirn vor dem Altern schützen will, sollte sich also mit Kreuzworträtseln befassen. Denn das Gehirn baut sich vor allem um die Stirnlappen herum ab. Dort befinden sich die Nervenzellen, die Worte und Zahlen verarbeiten und die Aufmerksamkeit regulieren. Sie sind auch für kreative Leistungen und die Intelligenz zuständig.

- Kreuzworträtsel verbessern das Allgemeinwissen. Das Denkvermögen wird herausgefordert.
- Rätseln macht Spaß und ist unterhaltsam, es werden neue Dinge und Fakten gelernt.
- Kreuzworträtsel schützen das Gehirn vor dem Altern.

17

Töpfern - ein wunderbares und entspannendes Hobby

Töpfern liegt derzeit auch bei Ruheständlern im Trend. Dieses Hobby ist nämlich nicht nur kreativ, sondern auch meditativ. Zudem ist keine handwerkliche Ausbildung nötig, um damit zu beginnen. Die Töpfer-Grundtechniken lassen sich zügig erlernen. Mit etwas Materialverständnis und Geduld schafft man es schnell, Schüsseln, Vasen, Tassen und Figuren in allen möglichen Formen und Größen selbst herzustellen. Mit dem Töpfern lässt sich zudem die persönliche Kreativität entfalten, die sich danach in den keramischen Arbeiten widerspiegelt. Natürlich hat wohl kaum jemand einen Brennofen bei sich zu Hause stehen. Um seine Tonerzeugnisse fertigzustellen, muss man die Arbeiten daher zu einer Töpferei in der Nähe bringen oder gleich dort seine Töpferarbeiten erstellen. Es gibt mittlerweile aber auch spezielles Keramiplast, das keinen Brennofen benötigt. Dieses trocknet nämlich an der Luft – danach lässt es sich mit Acrylfarben bemalen und anschließend mit Klarlack versiegeln.

- Der Umgang mit Ton zählt zu den kreativsten und faszinierendsten Freizeitbeschäftigungen.
- Dank der vielfältigen Bearbeitungsmöglichkeiten fordert Ton die eigene Kreativität heraus, auch entdeckt man dabei Neues.
- Alles, was man braucht, ist ein Beutel mit gebrauchsfertigem Ton.
- Einen Einstieg in das Hobby bieten entsprechende Töpfer-Kurse.

18

Auto selbst ausbauen – ideal für alle Autoliebhaber

Egal ob Oldtimer, Transporter, altes Feuerwehrauto oder Camper – der Ruhestand bietet Bastlern und Autoliebhabern die Möglichkeit, sich kreativ an einem Fahrzeug auszuleben. Ein Auto selbst auszubauen, macht großen Spaß und ermöglicht es zudem, seine eigenen Wünsche und Ideen umzusetzen. Der Selbstausbau lässt sich meistens mit einem kleinen Budget realisieren. Es spielt keine Rolle, welches Fahrzeug umgebaut wird und ob dieses neu oder gebraucht ist. Auch Oldtimer lassen sich aus- und umbauen. Wichtig ist nur, dass sich ein geeigneter Platz für den Selbstausbau findet und genug Zeit vorhanden ist. Letzteres sollte im Ruhestand allerdings gewährleistet sein. Das Gefühl, wenn der selbst ausgebaute Wagen endlich fertig ist, ist unbeschreiblich. Das Gesamtkunstwerk darf dann stolz präsentiert werden.

- Das Ausbauen von Autos ist für alle Ruheständler ideal, die Spaß an handwerklichen Tätigkeiten haben.
- Ein selbst ausgebautes Auto erfüllt alle persönlichen Kriterien, da dieses den eigenen Vorstellungen entsprechend gestaltete wird.
- Tipps und Anregungen zum Selbstausbau finden sich online und in Automagazinen.
- Die Wartung, Pflege und Präsentation von selbst ausgebauten Autos sorgen für Abwechslung und einen sozialen Austausch unter Gleichgesinnten.
- Für Autobegeisterte im Ruhestand ist das Ausbauen von Fahrzeugen eine ideale Tätigkeit.

19

Basteln in jeglicher Form

Basteln hilft nicht nur gegen Langeweile, es ist auch sehr kreativ und anspruchsvoll. Denn es erfordert Fingerfertigkeit, vorausschauendes Denken, Logik und Konzentration. Vom Start bis zum fertigen Produkt können dabei ein paar Stunden vergehen. Vorlagen und Bastelideen finden sich in vielen Magazinen, im Internet oder in Büchern. Selbstgebasteltes lässt sich an Enkelkinder und Kinder sowie Freunde verschenken. Auch lässt sich damit das Heim verschönern und dekorieren. Das Hobby muss außerdem nicht alleine ausgeübt werden, sondern es kann gemeinsam mit Freunden oder Nachbarn und anderen Interessierten gebastelt werden. Das stärkt die Gemeinschaft. Dabei kann man sich wunderbar unterhalten und einander beim Basteln helfen. Gerade an verregneten Tagen und im Winter bildet es den perfekten Zeitvertreib. Zudem gibt es Tausende verschiedene Bastelmöglichkeiten: Von Fensterbildern und Modellbauten über Strick- und Schnittkunst bis hin zu Schnittmustern oder ausgefallenen Dekoartikeln – die Auswahl an Bastelideen und Motiven ist schier unendlich. Und diese kreative Beschäftigung lässt sich perfekt mit anderen Hobbys verbinden. Wer zum Beispiel etwas sammelt, wie Automodelle, kann diese selbst basteln und sich vielleicht einmal an ein Papiermodell oder Papp-Modell wagen.

- Gestartet werden sollte beim Basteln mit etwas Leichtem. Mit etwas Geschick und Geduld kann der Schwierigkeitsgrad nach und nach erhöht werden.
- Basteln fördert die Geschicklichkeit, räumliche Vorstellungskraft, Feinmotorik, Konzentration und Geduld.

- Basteln entspannt, ist vielseitig und sorgt für Spaß und Kreativität.

20

Cosplay: im Ruhestand in einen anderen Charakter schlüpfen

Wer schon immer mal eine neue Rolle übernehmen oder gerne eine fiktive Figur sein wollte, der findet in Cosplay das richtige Hobby. Bei diesem kreativen und ausgefallenen Costume Play geht es darum, in einen anderen Charakter zu schlüpfen und sich zu verkleiden. Das Kostüm wird selbst gemacht. Auf verschiedenen Conventions und Cosplay-Treffen lässt sich der Charakter dann präsentieren. Entstanden ist das Hobby in den letzten Jahren. Viele berühmte Persönlichkeiten und Musikstars haben diesen Trend bereits ausprobiert und geprägt. In asiatischen Ländern sowie den USA lässt sich mit dem Hobby sogar Geld verdienen. Mit etwas Talent kann man auch hierzulande mit dem Cosplay-Hobby den Geldbeutel finanziell aufwerten. Als welche fiktive Figur man sich verkleidet, bleibt jedem selbst überlassen. Zwar werden im Cosplay vor allem Charaktere aus Manga- und Anime-Comics sowie Computerspielen dargestellt, doch der Fantasie sind keine Grenzen gesetzt. Und in der Cosplay-Szene ist jeder willkommen, auch das Alter spielt keine Rolle. Einsteiger können sich über die sozialen Medien mit anderen Cosplayern austauschen, sich beim Erstellen von Kostümen helfen lassen und Treffen organisieren.

- Wer sich kein eigenes Kostüm erstellen will, kann ein fertiges Kostüm kaufen und dieses dann aufwerten. Auf Websites wie Ezcosplay.com oder cosplayworld.de lassen sich einzelne Kleidungsstücke oder ganze Kostüme finden.

- Cosplay Conventions in Deutschland sind unter anderem die Dokomi in Düsseldorf (www.dokomi.de/en) und die CCXP COLOGNE in Köln (www.ccxp-cologne.de).
- Bei der älteren Generation sind Charaktere aus den Bereichen Film und Videospiel besonders beliebt.

Ideen, die Ihr Sozialleben bereichern

Wer gelebt hat, hinterlässt Spuren.

(Unbekannt)

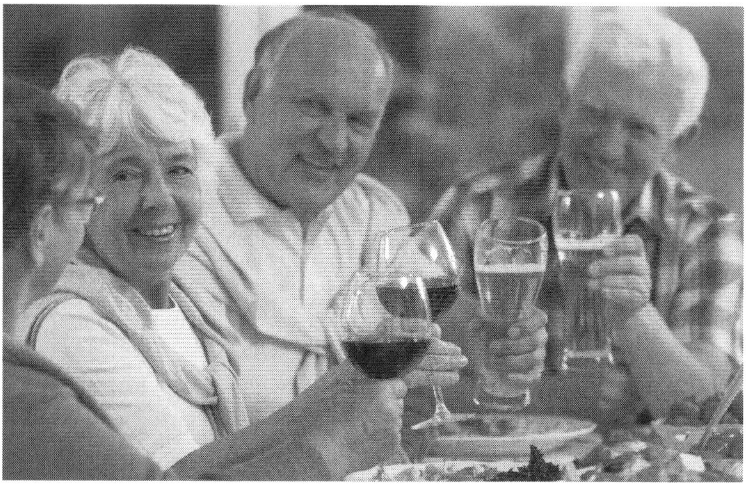

Liegt das Thema Ruhestand schwer im Magen, sollte intensiv an die sozialen Verbindungen im Alter gedacht und diese ausgebaut werden. Denn Gesundheit, Zufriedenheit und Glück hängen in der Rente auch stark von der Qualität der vorhandenen Beziehungen ab. Zudem ist erwiesen, dass man langsamer altert, wenn man sozial aktiv ist. Der Alternsprozess hängt schließlich nicht allein vom biologischen und tatsächlichen Alter ab, sondern ebenso vom Umfeld und wie dieses gestaltet wird. Jeder weiß, dass subjektives Empfinden darüber entscheidet, wie alt man sich fühlt, und soziale Zugehörigkeit dabei eine große Rolle spielt. Deshalb sollte der Ruhestand dazu genutzt werden, das Sozialleben wieder auf Vordermann zu bringen und mit sinnerfüllten Beziehungen zu bereichern. Diese sorgen für mehr Alltagszufriedenheit und Unterstützung im Alltag sowie bei Problemen. Nach Krankheiten oder einem Schicksalsschlag kommt es mithilfe von Freunden und guten Bekannten zu einer leichteren Genesung. Stabile Netzwerke vermindern zudem Depressionen, sind gesundheitsfördernd und erhöhen die Lebenserwartung. Auch für die geistige Leistungsfähigkeit sind sie wichtig. Studien haben ergeben, dass sozial eingebundene Rentner kognitiv langsamer abbauen. Denn soziale Kontakte sind herausfordernd und das Gehirn bleibt dadurch fit. Also: Nichts wie ran an die sozialen Kontakte! Die folgenden 20 Ideen helfen dabei.

1

Im Ruhestand protestieren

Wer dieses Buch liest, gehört vielleicht zur 68er-Bewegung und nahm in seiner Jugendzeit an zahlreichen Protesten und Demonstrationen teil. Das politische Engagement lässt sich im Ruhestand erneut aufleben. Viele Ruheständler gehen auf Demonstrationen und entdecken die Lust am Protestieren erneut für sich. Sie sind mit Leidenschaft dabei, wenn es um gesellschaftlichen Wandel, Flüchtlinge, rücksichtslose Bauprojekte oder Umweltschutz geht. Ihr Engagement ist bemerkenswert und inspirierend. Da immer mehr Rentner auf die Straßen gehen, werden die Vertreter dieser Generation als der „Graue Widerstand“ bezeichnet. Wer protestierende Ruheständler zu ihrer Einstellung befragt, hört oft das Gleiche: „Ich habe als Rentner einfach Zeit dafür und finde es auch wichtig, mich an diversen Demonstrationen zu beteiligen.” Soziologen, die Protestbewegungen in Deutschland beobachten, bestätigen, dass sich immer mehr Rentner Protesten anschließen, Transparente und Protest-Sticker basteln, Slogans rufend durch die Straßen ziehen, zwischen Occupy-Aktivisten sitzen und vor Regierungsgebäuden und Botschaften kampieren. Sie bilden einen wichtigen Teil der Bewegung. In der Zukunft, so prognostizieren die Soziologen, werden sich die Ruheständler zu Hunderttausenden, hoch motiviert und mit reichlich gesammelter Demonstrationserfahrung in den öffentlichen Protest begeben.

- Wer als Rentner protestiert, macht sich für seine Generation, aber auch für die nachfolgenden Generationen stark.
- Als Rentner kann man seine Erfahrung, Kompetenz und berufliche Qualifikation beim Protest mit einbringen.
- Selbst wer nicht aktiv an Demonstrationen teilnehmen will, kann an Protesten teilhaben, im Hintergrund arbeiten und helfen, die Bewegung zu vernetzen.
- An Protesten und Bürgerinitiativen teilzunehmen, kann tatsächlich etwas bewirken und Veränderungen hervorrufen.

2

Politische Kampagnen unterstützen

Neben der Teilnahme an Protesten lassen sich im Ruhestand auch politische Kampagnen und Wahlkämpfe unterstützen. Politische Parteien sind stets auf der Suche nach weiteren Unterstützern und Unterstützerinnen. Sie helfen der Partei, mögliche Wähler mit gezielten Botschaften zu erreichen. Im Ruhestand ist Zeit da, um sich einer politischen Kampagne anzuschließen. Politisches Interesse bildet diesbezüglich die einzige Voraussetzung. Die Möglichkeiten des Mitwirkens sind vielfältig. Ob als Influencer in den sozialen Medien, als Entwickler für die richtigen Strategien und Maßnahmen, als Mobilisierer von Zielgruppen, als politischer Kommunikationsexperte, als Aktionsteilnehmer, Wahlkampfhelfer, Stimmensammler oder in der Lobbyarbeit – es gibt zahlreiche Tätigkeiten, die es ermöglichen, aktiv an einer politischen Kampagne mitzuwirken.

Warum Ruheständler eine politische Kampagne unterstützen sollten? In der Rente kommt bei vielen Menschen das Gefühl auf, nicht mehr Teil der Gesellschaft zu sein. Wer sich aber politisch engagiert, gestaltet die Gesellschaft aktiv mit und wird weiterhin von anderen gehört und erhört. Abgesehen davon ist politisches Engagement in der heutigen Welt notwendiger denn je. Durch das aktive Vertreten des eigenen Standpunktes lassen sich andere Menschen, Freunde und die Familie für wichtige gesellschaftliche Themen sensibilisieren. Außerdem lässt sich durch konstruktive Diskussion und Meinungsaustausch der eigene Horizont erweitern. Und man erhält neue Denkanstöße.

- Wer eine politische Kampagne unterstützen will, aber nicht weiß, welche, sollte sich zunächst erkundigen, welche Parteien oder politischen Organisationen das eigene Interesse wecken könnten.
- Informationsmaterial dazu findet sich online, in Zeitungen, Zeitschriften, aber auch direkt bei den Parteien und Organisationen.
- Jede Partei ist auf Hilfe, Wahlkampfunterstützung sowie Zuschüsse angewiesen. Es gibt verschiedene Möglichkeiten zur Unterstützung.
- Die politische Kampagnenarbeit beschränkt sich nicht nur auf Parteien. Auch lokale Initiativen, Verbände und Umweltorganisationen wirken in der

Politik mit und sind auf Unterstützung angewiesen. In jeder Stadt gibt es politische Organisationen, die dankbar für jegliche tatkräftige Unterstützung sind. Beispiele für politisch aktive Organisationen wären Germanwatch, Foodwatch, BUND, NABU oder die Deutsche Umwelthilfe.

3

Bedürftigen helfen

Wohltätig zu sein und anderen Menschen etwas vom persönlichen Glück zu schenken, ist eine wahre Bereicherung und Erfüllung. Gutes zu tun, sorgt zudem für Lebenssinn. Dabei muss nicht zwangsläufig Geld im Spiel sein. Bedürftigen lässt sich auf unterschiedlichste Art und Weise helfen. Wie heißt es so schön: Selbst Kleines bewirkt oft Großes! Und ein Blick über den Tellerrand erweitert den eigenen Horizont. Vor allem, wenn es sich um Menschen wie Migranten, Obdachlose oder Flüchtlinge handelt, mit denen nur wenige im Alltag zu tun haben. Doch auch ältere Menschen in Altersheimen, kranke Personen oder einkommensschwache Familien können Hilfe benötigen. Denn die meisten bedürftigen Menschen haben niemanden, der sich um sie kümmert. Oft kann ihnen mit geringem Aufwand enorm geholfen und manchmal sogar das Leben gerettet werden. Wer nicht aktiv helfen kann oder möchte, kann über eine Patenschaft oder Spende nachdenken und damit indirekt hilfsbedürftige Menschen unterstützen. Eine Patenschaft besteht darüber hinaus aus einem engen Kontakt und regelmäßigen Briefaustausch. Das wiederum stärkt die eigenen sozialen Kontakte. Egal, um welche Art der Hilfe es sich handelt, wer aktiv ist und Bedürftige unterstützt, macht die Welt ein kleines Stückchen besser.

- Beispiele, um Bedürftigen zu helfen: Besuche im Altersheim und Hospiz, kostenloser Unterricht für Kinder, das Verteilen von Essenspaketen, Unterstützung der Tafel für Obdachlose, Freiwilligenarbeit im Flüchtlingsheim, Mitarbeit in der Suppenküche usw.
- Neben Menschen in Not kann man im Ruhestand auch bedürftigen Tieren helfen. Es gibt viele Optionen zur Hilfe.

4

Einen Stammtisch gründen

Der Stammtisch ist klischeebehaftet, doch das Kneipen-Klischee hat durchaus Mehrwert. Wenn auch im ersten Augenblick ein Bild von rauchenden und Bier trinkenden Männern, die sich laut unterhalten und niveaulose Witze machen, aufkommt, ist der Stammtisch weit mehr als das. Es handelt sich um ein regelmäßiges, gesellschaftliches Treffen, bei dem Menschen mit gleichen Interessen, gleichen Hobbys und gleichen Leidenschaften zusammenkommen. Und Stammtisch ist nicht gleich Stammtisch. Es gibt viele verschiedene Arten, sodass es sogar Bücher über das Stammtischgründen gibt. Heute besteht die gesellige Runde auch nicht mehr nur aus Männern. Frauen sind mittlerweile ebenfalls fester Bestandteil von so manchem Stammtisch.

Doch warum sollte man im Ruhestand einen Stammtisch gründen? Welche Vorteile hat das? Nun, dieser bietet die Möglichkeit, eine generationsübergreifende Gruppe zu gründen, die jederzeit wachsen kann, die weitere Mitglieder anzieht und nicht nur mit konservativen Menschen bestückt ist. Zudem lassen sich neue, spontane Kontakte knüpfen. Ein Stammtisch wird außerdem oft zur festen Institution eines Lokals oder Ortes. Einige berühmte Stammtische existieren seit über 50 Jahren. In diesen geselligen Runden treffen Intellektuelle, Künstler, Autoren, Aktivisten, Querdenker, Fußballliebhaber und viele andere Persönlichkeiten aufeinander. Zudem bildet ein Stammtisch die perfekte Anlaufstelle für verschiedene Menschen, die sich für die unterschiedlichsten Meinungen von anderen interessieren. Er bietet einen Raum des Austausches und Kennenlernens und ist offen für jeden.

- Wer eine bunte Runde gründen will, sollte sich zunächst für ein Interessengebiet entscheiden und sich anschließend auf die Suche nach Gleichgesinnten machen. Das müssen nicht immer Bekannte und Freunde sein. Auch ein Aushang im lokalen Supermarkt oder der Eckkneipe hilft, passende Stammtischmitglieder zu finden.
- Wer in einem kleinen Dorf wohnt, kann den Stammtisch in die nächstgrößere Ortschaft verlegen.
- Wichtig ist, dass das Lokal oder die Örtlichkeit für alle gut erreichbar ist und am besten mit den öffentlichen Verkehrsmitteln angereist werden kann.
- Der Ort, an dem der Stammtisch stattfindet, sollte zudem genug Platz bieten und bezüglich der Akustik nicht zu laut sein, damit es sich gut unterhalten lässt.
- Die goldene Regel beim Stammtischtreffen: Dieser sollte stets zur gleichen Zeit und am selben Ort stattfinden.
- Das Sozialleben ist für ältere Generationen nicht immer optimal aufgestellt. Mit der Gründung eines Stammtischs wir das eigene Sozialleben sowie jenes von anderen gefördert.

5

Im Ruhestand ein Lokalpolitiker werden

Wer im Ruhestand noch etwas bewegen und für das Allgemeinwohl tun will und zudem sehr an Politik interessiert ist, könnte Lokalpolitiker werden. Das bietet die Möglichkeit, bei kleinen politischen Entscheidungen mit am Tisch zu sitzen. Für das Amt des Lokalpolitikers ist auch keine spezielle Ausbildung erforderlich. Lediglich die Mitgliedschaft in einer Partei ist von Vorteil. Mit etwas Glück bleibt der politische Erfolg im Heimatort nicht aus. So mancher Rentner legte noch eine richtige politische Karriere hin. Das sollte aber natürlich nicht der Anreiz sein, um Lokalpolitiker zu werden. Stattdessen sollte die Motivation dahinter durch die Lust, sich zu engagieren, und den Wunsch, die Gesellschaft zu verbessern, geprägt sein. Da Lokalpolitik nicht so zeitintensiv ist, wie es auf Bundesebene der Fall ist, stellt sie eine willkommene Freizeitbetätigung dar. Des Weiteren lässt sich auf kommunaler Ebene wirklich etwas bewegen. Bürgermeister und Ortsregierungen handeln schnell, sind nah an den Bürgern dran und agieren wirkungsvoll. Mit ihnen zusammen lassen sich wichtige Entscheidungen treffen. Denn: Lokalpolitik findet vor der eigenen Haustür statt.

- Wer über politisches Interesse, eine gute Allgemeinbildung, gute Deutschkenntnisse und Sprachtalent verfügt, ist in der lokalen Politik gut aufgehoben.
- Die lokale Politik bietet die ideale Möglichkeit, als Rentner etwas für das Allgemeinwohl zu tun.
- Politische Parteien in der Heimatstadt oder Gemeinde sind erste Ansprechpartner.

6

Alte Freundschaften auffrischen

Wer im Ruhestand das eigene Sozialleben auf Vordermann bringen möchte, sollte alte Freundschaften wieder aufleben lassen. Viel zu oft passiert es im Leben, dass sich – häufig ungewollt – der Kontakt zu guten Bekannten oder Freunden verliert. Dann fragt man sich: Was macht eigentlich Hans, mit dem ich früher Fußball spielte? Oder wie geht es Maria, die nach Wien gezogen ist? Ist Klaus noch immer mit Birgit verheiratet? Er hatte doch damals einen schlimmen Unfall, wie es ihm wohl heute geht?

Statt sich diese Fragen ein Leben lang zu stellen, gilt es aktiv zu werden, um verlorene Kontakte wiederzubeleben. Denn das Leben bringt es nun mal mit sich, dass man sich aus den Augen verliert. Die Gründe dafür sind vielschichtig. Meistens passiert es aber aus Zeitmangel oder wegen geänderter Interessen. Trotz mehrfachen Versprechens, sich demnächst wieder zu treffen, kommt oft etwas dazwischen. Die Folge: Der Kontakt verläuft sich im Sande. Damit ist in der Rente Schluss. Mit der vielen Zeit, die einem zur Verfügung steht, lässt sich das Sozialleben problemlos updaten. Dank Google, Stayfriends, Facebook & Co. lassen sich alte Freunde, Ex-Arbeitskollegen und Schulkameraden im Nu ausfindig machen. Oft helfen auch gemeinsame Bekannte weiter, die möglicherweise noch Kontakt zu den alten Freunden haben. Sicher, es gehört ein bisschen Mut dazu, Menschen anzusprechen, mit denen jahrelang kein Kontakt bestand. Aber die Mühe lohnt sich. Die gemeinsame Vergangenheit verbindet, sodass sich die Freundschaft schnell wieder aufleben lässt, zumal auch viel aufzuholen ist. Der Gesprächsstoff wird garantiert nicht ausgehen. Aus vielen wiederentdeckten Bekanntschaften wird so im Ruhestand erneut eine enge Freundschaft.

- Tipp: Wer sich für seine Schulkameraden interessiert, sollte am nächsten Klassentreffen teilnehmen.
- Wenn der Kontakt zu alten Freunden verloren gegangen ist, stellt das Internet das perfekte Tool für die Suche dar. Google, Facebook, Personensuchmaschinen, digitale Telefonbücher, Twitter, Instagram – fast jeder Mensch hat digitale Spuren hinterlassen.
- Wer noch nicht bei Facebook angemeldet ist, sollte das unbedingt tun. Mittlerweile sind rund 2,8 Milliarden Menschen in diesem sozialen Netzwerk registriert. Die Chance, dort alte Bekannte anzutreffen, ist mehr als hoch.
- Über Facebook lassen sich viele ehemalige Freunde, Mitschüler oder Studienkollegen ausfindig machen, sodass ein Gruppentreffen organisiert werden kann.

7

Neue Freundschaften im Ruhestand knüpfen

Alte Freund- und Bekanntschaften wieder aufleben zu lassen, ist schön, aber manchmal wohnt man einfach zu weit auseinander, um sich regelmäßig treffen zu können. Deshalb sollte die Rente dazu genutzt werden, um neue Freundschaften zu knüpfen. Leichter gesagt als getan, denken viele. Doch neue Freundschaften lassen sich in vielen Lebensbereichen finden. Eine Möglichkeit bieten Gruppenaktivitäten, die im Umkreis oder der eigenen Gemeinde stattfinden. Geselliges Beisammensein in Vereinen, bei einem Stammtisch oder lokalen Veranstaltungen fördert neue Freund- und Bekanntschaften ebenfalls. Viele Events in der Umgebung sind zudem kostenlos. Je mehr Möglichkeiten sich bieten, um auf andere Menschen zu treffen, desto größer ist die Chance, den einen oder anderen neuen Freund zu finden.

Wer gerne einem Hobby nachgeht, für das sich im Freundeskreis aber kein Gleichgesinnter findet, sollte den Ruhestand nutzen, um den eigenen Freundeskreis gezielt mit Menschen auszubauen, welche die gleichen Hobbys haben. Hierfür besucht man einfach die Orte, wo diese Menschen anzutreffen sind. Wer zum Beispiel gerne kocht, meldet sich bei einem Kochkurs an, um dort andere Gleichgesinnte kennenzulernen. Wer gerne Fahrradtouren unternimmt, schließt sich der Ortsgruppe an und radelt gemeinsam mit ihnen.

Übrigens: Es müssen nicht immer gleichaltrige Freunde sein. Jüngere Menschen bringen neuen Schwung ins Leben. Zudem lässt sich von der jüngeren Generation viel lernen. Auch tut ihre Gesellschaft gut, hält jung und sorgt für jede Menge Spaß.

8

Als Ruheständler ein offenes Ohr für andere haben

Ein offenes Ohr für andere zu haben, ist nicht selbstverständlich. Viele Menschen im Umfeld wollen ihre Sorgen teilen und darüber sprechen, doch nur wenige möchten zuhören. Wie wäre es, im Ruhestand ein Ansprechpartner für Krisengeschüttelte zu werden? Sei es für den eigenen Freundes- und Bekanntenkreis oder für fremde Menschen. Durch sensibles Zuhören lässt sich Betroffenen durch das Problem hindurchhelfen. Wer in diesem Bereich ehrenamtlich tätig werden will, kann bei der Telefonseelsorge arbeiten: Dort sind rund 8.000 freiwillige

Mitarbeiter tätig, die anderen Menschen in seelischen Notsituationen beratend zur Seite stehen und Beistand leisten. Voraussetzungen sind ein offenes Ohr und Herz, Verständnis, Einfühlungsvermögen sowie Lebenserfahrung. Bei Seelsorgediensten ist – je nach Themengebiet – ein Lehrgang oder eine kleine Ausbildung zu absolvieren. Bei der Seelsorge zu arbeiten, bedeutet nicht, in Vollzeit tätig zu sein. Normalerweise umfasst die Arbeit rund 12 Stunden pro Monat, manchmal mit einem zusätzlichen Nachtdienst.

- Wer im Ruhestand ein Engagement annimmt, um ein Ansprechpartner für andere Menschen zu werden, wird nach dem Arbeitsleben eine neue Perspektive im Leben bekommen, die mit Sinn gefüllt ist.
- Wer Talent zum Zuhören hat und von seinen Mitmenschen immer wieder um Rat gefragt wird, ist im Ruhestand ein guter Ansprechpartner für Krisengeschüttelte.
- Eine Ausbildung zum professionellen Seelsorger kann jeder absolvieren. Weitere Informationen erhalten Interessierte auf www.telefonseelsorge.de.
- Die meisten Seelsorger sind zwischen 60 und 69 Jahre alt.
- Ein offenes Ohr für andere zu haben und ein Ansprechpartner zu sein (das können auch kirchliche Organisationen oder der Freundeskreis sein), ermöglicht Ruheständlern, ihr Potenzial zu entfalten sowie wertvolle Erfahrungen zu sammeln.

9

Boule spielen mit Freunden

Boule spielen – das lässt sich nicht nur in Frankreich. Dort ist es zwar besonders beliebt, aber auch hierzulande lassen sich der Boule-Sport oder Boccia (die italienische Variante) betreiben. Denn längst ist das gesellschaftliche Kugelspiel auf der ganzen Welt bekannt. Das Zubehör, sprich Kugeln und Ball, lässt sich in fast jedem Spielwarengeschäft erwerben. Offiziell nennt sich Boule übrigens Pétanque. Es wird sogar eine Weltmeisterschaft ausgetragen. Und nationale Vereine und Ausbildungszentren rund um die Welt setzen sich seit Langem dafür ein, dass Boule eine Sportart der Olympischen Spiele wird. Bislang ist Pétanque zwar keine olympische Disziplin, aber die Chancen stehen gut, dass der Kugelsport bei Olympia 2024 in Paris dabei ist. Wer den Präzisionssport im Ruhestand ausprobieren möchte, muss natürlich nicht auf Weltniveau spielen. Ein paar Kugeln zu werfen, ist jederzeit möglich. Denn das Spiel ist leicht von jedem erlernbar. Zumal der Spielablauf nicht einfacher sein könnte: Wer die Metallkugel so nah wie möglich an das Schweinchen (das ist eine kleine Holzkugel) wirft und möglicherweise gleich noch gegnerische Kugeln weiter wegstößt, darf sich als Gewinner der Spielrunde bezeichnen. Es wird entweder in einer Gruppe gegeneinander oder gegen eine einzelne Person gespielt.

- Ansprechpartner zum Boule spielen sind der Deutsche Pétanque Verband (DPV), der Boccia Bund Deutschland (BBD) und der Deutsche Boule Verband Sektion Lyonnaise (DBLV). Außerdem gibt es den Dachverband Deutscher Boccia-, Boule- und Pétanque-Vereine (DBBPV).

- Auf www.bouleplaetze.de können Interessierte nach Bouleplätzen in der Umgebung suchen.

10

Schach: im Park oder Verein spielen

Statt sich als angehender Rentner über finanzielle Sicherheiten den Kopf zu zerbrechen, sollten die unerwünschten Gedanken verbannt und der Langeweile entflohen werden. Das gelingt mit Schach besonders gut. Das Spiel regt den Geist an und erfordert eine derart hohe Konzentration, dass Probleme des Alltags, Depressionen und andere Schwierigkeiten im Nu vergessen werden. Schach ist zudem eine Freizeitbeschäftigung, die verbindet, und zwar über die Generationen hinweg. Idealer Treffpunkt zum Schachspielen ist der Park. Aber auch in Vereinen oder Gruppen lässt sich dem beliebten Gehirnsport frönen und auf die unterschiedlichsten Kontrahenten treffen. Es gibt aber noch einen weiteren Grund, warum im Ruhestand Schach gespielt werden sollte: Wissenschaftler haben herausgefunden, dass Schach drohender Demenz, Alzheimer sowie Vereinsamung entgegenwirken kann. Keine andere körperliche Aktivität kann das in diesem Maß leisten wie Schach. Die spanische Neuropsychologin Isabel de la Fuente führte eine kleine Studie mit Personen im Alter von 55 bis 87 Jahren durch. Die Teilnehmer wurden in zwei Gruppen eingeteilt. Die erste Gruppe erhielt jede Woche Schachunterricht. Die Kontrollgruppe ging einer anderen Tätigkeit nach. In der Schachgruppe zeigte sich bereits nach kurzer Zeit Erstaunliches: Durch das Schachspielen konnte sie ihre kognitiven Fähigkeiten um 65 % verbessern. Die andere Gruppe nicht. Somit ist das Schachspiel nicht ohne Grund der König der Brettspiele.

Schach erlebte in den letzten Jahren in Europa einen Boom. Mittlerweile gibt es zahlreiche Schachschulen, an denen ausgebildete Trainer das Spiel lehren. Viele dieser Schulen bieten spezielle Schachkurse für Rentner an. Gelernt werden kann entweder in Kleingruppen oder im Einzelunterricht. Des Weiteren können sich ambitionierte Ruheständler mit Schach-Fachbüchern behelfen, die nicht nur die Regeln erklären, sondern zudem Tipps geben.

- Schach bedarf keiner Sprache. Man sitzt da und denkt nach. Die geistige Herausforderung schult und verbessert verschiedene Bereiche im Gehirn.
- Schach sorgt für die nötige geistige Frische im Alter. Das Schachspiel hält das Gehirn auf Trab und bewahrt das emotionale Gleichgewicht sowie die Lebensfreude.
- Schach ist ein sehr soziales Spiel. Es wird zu zweit gespielt und als Schachspieler ist man ständig mit verschiedenen Menschen im Kontakt. Zudem verbindet es Generationen. Denn eine Partie Schach lässt sich auch mit dem Enkel genießen.
- Schach schult auch die Feinmotorik.
- Es eignet sich besonders für Ruheständler als Freizeitbeschäftigung. Die Grundregeln lassen sich im hohen Alter noch leicht erlernen.
- Im eigenen Umfeld gibt es in der Regel jemanden, der gut Schach spielen kann. Von diesen Personen lassen sich sicher einige Spielzüge und Spielregeln erklären.
- Alternativ kann in einer Schachschule ein Kurs besucht werden. Im Vereinsfinder, auf schach.in/deutschland, lässt sich nach einem Schachverein in der Umgebung suchen.
- Ein gutes Schachbuch für Einsteiger und Fortgeschrittene ist: *Schach Zug um Zug: Bauerndiplom, Turmdiplom, Königsdiplom – Offizielles*

Lehrbuch des Deutschen Schachbundes zur Erringung der Diplome.

- Wissenschaftliche Studien beweisen, dass Schachspiel Demenz vorbeugt und die kognitiven Fähigkeiten verbessert.

11

In der Rente die Partnerschaft wieder aufleben lassen

Bei vielen Paaren schläft die Beziehung im Laufe der Jahre ein. Es wird nur nebeneinander und nicht mehr miteinander gelebt. Zwar ist die Partnerschaft weiterhin fester Bestandteil des Lebens, gemeinsame Aktivitäten sind aber selten geworden. Vor allem bei Paaren, bei denen beide berufstätig sind und ihre Karriereziele verfolgen, steht die Partnerschaft oft hinten an. Wenn die Rente von einem der Partner (oder auch beiden) beginnt, ergibt sich durch die Pensionierung die Chance, die Partnerschaft wieder auf Vordermann zu bringen – auch zumal der neue Lebensabschnitt mit großen Veränderungen verbunden ist, was auch innerhalb der Partnerschaft oder Ehe zu Konflikten führen kann. Die Psychologen Thomas Holmes und Richard Rahe fanden heraus, dass der Renteneintritt neben Scheidung und Tod des Partners einen der größten Stressfaktoren im Leben darstellt. Damit der Ruhestand nicht zum Krisenherd der Partnerschaft wird, sollten sich angehende Ruheständler rechtzeitig Gedanken machen, wie der neue Paar-Alltag in der Rente aussehen könnte. Unter anderem könnte der pensionierte Partner mehr Hilfe im Haushalt anbieten oder für den noch arbeitenden Ehepartner kochen. Wenn beide Partner in der Rente sind, gilt es, Aufgaben im Haushalt gerecht zu verteilen. Auch lassen sich bestimmte Tätigkeiten, wie das Kochen oder der wöchentliche Hausputz, gemeinsam durchführen. Konflikte, die aufgrund von Lappalien entstehen, sollten möglichst schnell aus dem Weg geräumt werden. Das Stichwort lautet hier: Kommunikation! Viele Paare haben im Laufe der Jahre verlernt, miteinander zu kommunizieren. Dabei bildet eine gute Kommunikation die Basis für eine erfolgreiche Partnerschaft. Ist die Partnerschaft zu stark im Ungleichgewicht, hilft in vielen Fällen eine Paartherapie. Viele Psychologen haben sich auf Partnerschaftsprobleme im Ruhestand spezialisiert und können professionelle Hilfe leisten.

- Wenn die Ehe oder Partnerschaft gut läuft, sollte man als Paar in der Rente gemeinsame Ziele verfolgen und den Ruhestand gemeinsam gestalten.
- Aufgrund des Ruhestands muss die eigene, aber auch die gemeinsame Zeit mit dem Partner neu strukturiert werden.
- Die Entwicklung neuer oder korrigierter Rituale hilft, die Partnerschaft aufleben zu lassen und neue Herausforderungen, die im Ruhestand entstehen, zu bewältigen.
- Eine Partnerschaft, die im Ruhestand auf Wertschätzung, Zuneigung und Achtung fußt, bildet die Basis für eine positive und unterstützende Beziehung.
- Gemeinsam lässt sich der Übergang in die Rente am leichtesten meistern.
- Eine gesunde Partnerschaft im Ruhestand kennzeichnet sich durch eine offene, faire und nach Lösung suchende Kommunikation.
- Gemeinsame Interessen, aber auch die Fähigkeit, über den Alltag hinaus etwas miteinander anfangen zu können, gehören zu einer erfolgreichen Partnerschaft in der Rente dazu.

12

Singledasein in der Rente genießen: keine Angst vor Einsamkeit

Nicht jeder, der in Rente geht, befindet sich in einer Partnerschaft. Wer Single ist, kann die gewonnene Zeit im Ruhestand nutzen, um das Singleleben in vollen Zügen zu genießen. Denn als Single steht man in der Pension nicht alleine da: Prognosen zeigen, dass die Zahl alleinstehender älterer Menschen immer weiter ansteigt. Aktuell ist rund ein Drittel der Rentner Single. Sie haben sich in ihrem Singledasein eingerichtet, sind mit ihrem Leben zufrieden und nehmen aktiv am sozialen Leben teil. Auch haben sie keine Angst vor der Einsamkeit. Single-Ruheständler genießen enge Freundschaften, verbringen aber gerne Zeit mit sich selbst und bewahren sich ihre Unabhängigkeit und Privatsphäre. Sie schätzen die Vorzüge dieser Lebensform. Häufig sind Singles sogar ausgeglichener als verheiratete Menschen.

Wer alleinstehend ist und kurz vor dem Renteneintritt steht, sollte den letzten Lebensabschnitt mit konkreten Vorstellungen und Zukunftsplänen für das Singledasein ausfüllen und seine sozialen Netzwerke ausbauen. Dann ist es als Ruheständler kein Problem, alleine zu sein. Im Gegenteil, das Alleine-Sein bietet die Chance, besser zu leben als je zuvor: glücklich, wild und frei! Zumal das Singleleben einem die Freiheit gewährt, eigene Interessen verfolgen zu können, ohne auf einen Partner Rücksicht nehmen zu müssen. Diese Unabhängigkeit wollen viele Singles im Alter auch nicht mehr hergeben.

Wer sich trotz all dieser Vorteile alleine fühlt, sollte den Ruhestand nutzen, um sich zu amüsieren, nach mehr Gesellschaft suchen und aktiv bleiben. Es gibt unzählige Möglichkeiten, die Rente ohne Beziehung zu genießen. Denn das Singledasein bietet eine interessante Mischung aus Identitäten, Lebensweisen und Optionen. Und wer sein Singledasein in vollen Zügen auslebt und nicht verzweifelt nach einem Partner sucht, wird paradoxerweise womöglich genau dann den oder die Richtige(n) finden.

Natürlich ist das Singleleben im Ruhestand nicht immer ein glücklicher Zustand. Wer aufgrund des Todes eines Partners oder einer Scheidung alleine dasteht und schwer mit dem Verlust des Partners zurechtkommt, muss seine Unabhängigkeit und Ungestörtheit erst schätzen lernen. Forscher raten diesen alleinstehenden Ruheständlern, ihre Zeit mit persönlichen Hobbys zu füllen, sich intellektuell zu betätigen und sich in die Gesellschaft einzubinden. Zudem müssen sie lernen, sich selbst zu mögen.

- Um den Übergang in ein glückliches Singledasein in der Rente erfolgreich zu meistern, sind Freunde, neue Interessen, kreative Beschäftigungen sowie körperliche Aktivitäten das A und O.
- Nach und nach wird das Singledasein mit Zufriedenheit und Freiheit in Verbindung gebracht.
- Eine positive Lebenseinstellung, Sinn für Humor und die Lust, neue Leute kennenzulernen, sind für ein erfülltes Single-Dasein im Ruhestand ebenfalls wichtig.
- Alle erfolgreichen Singles im Ruhestand haben ein wichtiges Ziel vor Augen.
- Das Singleleben sollte durch gehaltvolle Freundschaften ausgefüllt sein.
- Als Single in der Rente ist man frei. Es muss niemandem Rechenschaft abgegeben werden. Auch wird man nicht von Ansprüchen eines Partners gestört.

13

Neue Wohnform – im Ruhestand Ja zur Wohngemeinschaft sagen

Wer alleine lebt oder geschieden ist und Angst vor dem Alleinsein hat, kann sich überlegen, im Ruhestand in eine Wohngemeinschaft zu ziehen. Mittlerweile gibt es viele verschiedene Wohnkonzepte für Ruheständler, die bei immer mehr Rentnern beliebt sind. Einer Umfrage zufolge halten zwei von drei Ruheständlern die WG für ein optimales Wohnkonzept. Statt alleine zu leben, lässt sich in einer Wohngemeinschaft die Zeit des Ruhestands gemeinsam mit gleichaltrigen Mitbewohnern genießen. Sie werden zu einer Art Familie im Alter. Viele WGs beschließen deshalb, gemeinsam alt zu werden. Gemeinsame Aktivitäten sind erwünscht, aber kein Muss. Und die Vorteile der Alters-Wohngemeinschaft liegen auf der Hand: Die Mitbewohner können sich gegenseitig helfen und umeinander kümmern, wenn einer von ihnen pflegebedürftig wird. Zudem ist es schöner, die Lasten des Alltags gemeinsam zu durchleben. Dabei muss keiner auf seinen eigenen Tagesrhythmus verzichten. Das Leben in einer WG ist zudem günstiger. Die anfallenden Wohnkosten werden geteilt. Das Zusammenleben in der WG beugt außerdem der Einsamkeit im Alter vor.

In einer klassischen Rentner-WG leben die Bewohner in einer Wohnung oder einem Haus. Ihnen steht jeweils ein eigenes WG-Zimmer zur Verfügung. Die übrigen Räumlichkeiten wie Wohnzimmer, Küche und Bad werden gemeinschaftlich genutzt. Der Haushalt wird ebenfalls gemeinsam organisiert. Wer sich diese Art des Zusammenlebens nicht vorstellen kann, der hat die Möglichkeit, sich bei einer Senioren-Hausgemeinschaft anzumelden. Dort hat jeder Bewohner eine eigene Wohnung. Allerdings befinden sich im Haus Gemeinschaftsräume, es werden gemeinsame Aktivitäten organisiert und zudem wird sich gegenseitig geholfen und unterstützt.

- Da die Lebensqualität mit dem Wohnen in Verbindung steht, sollte sich frühzeitig über mögliche Wohnformen im Ruhestand informiert werden.
- Wer auf der Suche nach einer passenden WG ist, kann Anzeigen in Suchportalen und Wohnbörsen im Internet durchforsten, wie zum Beispiel bei wohnenab50.de.
- Die Wohnung oder das Haus der WG sollte barrierefrei sein. Auch macht es Sinn, die Lage vorausschauend zu wählen, sprich sie sollte nah an das öffentliche Verkehrsnetz angebunden sein und Einkaufsmöglichkeiten in der Umgebung bieten.
- Eine Rentner-WG lässt sich auch selbst gründen. Wer im eigenen Haus oder der Wohnung genug Platz hat, kann sich interessierte Mitbewohner suchen. Entweder stammen diese aus dem eigenen Freundes- und Bekanntenkreis oder man sucht sie per Anzeige und Aushang.
- Ruhestands-WGs mit drei oder vier Personen sind ideal. Statistisch gesehen gibt es bei dieser Anzahl die wenigsten Konflikte.

14

Au-pair-Opa oder Au-pair-Oma werden

Au-pair werden – das ist doch nur was für junge Leute, die nach dem Abitur die Welt erkunden wollen. Falsch gedacht: Auch im Ruhestand lässt sich ein anderes Land als Au-pair entdecken – und zwar als Au-pair-Oma oder Au-pair-Opa. Rentner können einige Monate nach

Australien, Neuseeland, Argentinien, in die USA oder ein anderes Traumland gehen und zu gleichen Konditionen wie die jungen Leute als Au-pair bei einer Familie leben. Dort kümmern sie sich um die Kinderbetreuung und helfen im Haushalt mit. Im Gegenzug erhalten sie kostenlose Unterkunft und Verpflegung. Oft bekommen sie zusätzlich ein kleines Taschengeld oder haben die Möglichkeit, an einem Sprachkurs teilzunehmen. Viele interessierte Rentner und Rentnerinnen wissen nur nicht um die Möglichkeit, an einem solchen Au-pair-Programm teilzunehmen. Viele Familien ziehen sogar Au-pairs im Ruhestand vor. Denn die meisten Ruheständler haben selbst Kinder großgezogen und kennen sich mit der Kindererziehung aus. Sie lassen sich nicht so leicht aus der Ruhe bringen und widmen sich den Kindern mit großer Aufmerksamkeit. Außerdem verfügen sie über einen großen Erfahrungsschatz und viel Lebenserfahrung. Auch ist auf ältere Au-pairs Verlass.

- Wer in der Rente die Welt erkunden und sich als Granny-Au-pair vermitteln lassen will, sollte im Vorfeld abklären, welche Leistungen enthalten sind und was man selbst organisieren muss (Auslandskrankenversicherung, Visum, Reisekosten etc.).
- Die Hamburger Vermittlung www.granny-aupair.com/de vermittelt jedes Jahr rund 1.000 Leih-Omas und Leih-Opas in 40 verschiedene Länder.
- Leih-Omas und Leih-Opas sind sehr gefragt.
- Nicht jede Vermittlungsagentur kümmert sich um die Reisemodalitäten.
- Wer von der Gastfamilie Taschengeld oder eine andere Entlohnung (wie Übernahme der Reisekosten) haben möchte, sollte direkt mit der Familie verhandeln. Die Vereinbarungen mit der Familie sollten schriftlich festgehalten werden.

15

Austausch zwischen den Generationen fördern

Im Ruhestand lässt sich auf ganz besondere Weise das Sozialleben stärken und gleichzeitig etwas Bedeutungsvolles für die Gesellschaft tun – nämlich indem der Austausch zwischen den Generationen gefördert wird. Gestartet werden kann damit direkt in der eigenen Familie. Denn der größte Austausch zwischen den Generationen findet im sozialen Umfeld des Alltags statt – auf unterschiedlichen Ebenen wie unter einem Dach oder bei getrenntlebenden Familienmitgliedern. Aber auch im sozialen Netzwerk von Freunden, Bekannten, Nachbarn und Kollegen sowie generell in der Gesellschaft findet ein Generationenaustausch statt. Doch, obwohl das Interagieren von älteren Menschen mit der jüngeren Generation für alle Beteiligten wertvoll ist, kommt diese generationsübergreifende Bindung zu wenig vor. Dabei gäbe es viele Bereiche, in denen gegenseitiges Lernen möglich und nötig ist.

Im Ruhestand sollte deshalb das Verhältnis zu jüngeren Familienmitgliedern, vor allem zu den Enkelkindern, ausgebaut werden. Und auch außerhalb der Familie existieren viele Projekte, die auf einen Austausch und ein Miteinander abzielen. Dort kommen Junge und Alte miteinander ins Gespräch, erfahren voneinander und vermitteln dem Gegenüber etwas von ihrer Lebenswelt. Wer keine Kinder hat und möglicherweise alleine lebt, kann sich einem der Generationsprojekte anschließen. Denn die Gefahr der sozialen Isolation im Ruhestand ist groß. Allein zu leben, führt ohne soziale Kontakte und Aktivitäten in die Einsamkeit. Das aktive Mitwirken am Generationenaustausch macht Spaß, verbindet und sorgt für neue Erlebnisse und Erfahrungen. Schließlich bieten viele Projekte in verschiedenen Bereichen des gesellschaftlichen Lebens und sozialen und kulturellen Tätigkeiten Einsatzmöglichkeiten. Viele Kontakte haben über die Begegnung hinaus Bestand. Als Beispiel lässt sich das Generationen-Dinner nennen. Dort treffen Studierende auf Senioren. Gesprochen wird über gesellschaftliche Themen, Politik und die Studiengänge. Viele sind mittlerweile eng befreundet.

- Wer an Initiativen zum Generationenaustausch teilnimmt, kann als Rentner sein Wissen sowie seine Lebens- und seine Arbeitserfahrung im Rahmen von Aktivitäten zum Wohle anderer Menschen einsetzen.
- Die Förderung des Austausches der Generationen bringt neue Sichtweisen und Einstellungen mit sich und erweitert den Erfahrungshorizont.
- Man lässt sich gegenseitig am Leben teilhaben.
- Auch arbeitet man oft gemeinsam an einer Aufgabe oder einem Ziel. Das sorgt für Befriedigung und Freude im Ruhestand.
- Bei lokalen gemeinnützigen Institutionen oder Organisationen, Universitäten, Stiftungen, Verbänden, Bibliotheken, Gemeindezentren, Wohnverbänden u. a. kann an generationsübergreifenden Projekten teilgenommen werden.

16

Kartenspielen mit Freunden oder Nachbarn

Beim Kartenspielen mit Freunden oder den Nachbarn befindet man sich in bester Gesellschaft. Und Kartenspiele, um sich zu zweit oder in der Gruppe die Zeit zu vertreiben, gibt es mehr als genug. Dafür ist nur das passende Kartenspiel notwendig und schon kann es losgehen. Im Winter sind die geselligen Spiele optimal, um die tristen, kalten Abende in gemütlicher Atmosphäre mit der Familie oder Freunden zu verbringen. Aber auch im Sommer bilden sie eine gute Option: Ein Kartenspiel in einer lauen Nacht unter freiem Himmel zu spielen und das gute Wetter zu genießen – was gibt es Besseres? Gespielt werden kann im Ruhestand zu jeder Tages- und Nachtzeit. Egal ob auf der Couch oder am Küchentisch, mit den passenden Kartenspielen, ein paar Getränken und Snacks und guter Musik gibt es kaum eine bessere Unterhaltungsmöglichkeit im Ruhestand. Sich die Zeit in einer Kartenspielrunde zu vertreiben, macht großen Spaß.

- Kartenspiele können herausfordernd und komplex sein, aber genau das macht ihren Reiz aus.
- Kartenspielen hält den Geist jung, denn es erfordert jede Menge Strategie und lässt sich nur mit hoher Konzentration erfolgreich spielen.
- Viele Kartenspiele werden deshalb dem Denksport zugeordnet.
- Im Ruhestand kann der Kartenspielabend mit Freunden zu einem regelmäßigen Treffen werden, das den ganzen Abend ausfüllt.

17

In der Rente ein Vereinsmitglied werden

Wer sich im Ruhestand mehr soziale Kontakte wünscht, sollte einem Verein oder Klub beitreten. Um welchen Verein es sich handelt, bleibt jedem selbst überlassen. Das kann ein Fußballklub, Trachtenverein, Buchklub, Schachverein oder ein anderer Klub der persönlichen Präferenz sein. Der positive Effekt auf das Sozialleben ist enorm. Deshalb sollen sich Rentner nicht scheuen, Mitglied in einem oder mehreren Vereinen zu werden. Denn durch diese Form der Kontaktpflege wird die Lebensqualität jener, die vom

Arbeitsleben in den Ruhestand wechseln, gestärkt. Forschern zufolge ist der positive Effekt, der durch eine Mitgliedschaft entsteht, ähnlich groß wie bei regelmäßigem Sport.

In jedem Ort und fast jeder noch so kleinen Gemeinde gibt es mindestens einen Verein. Eine Mitgliedschaft kann jederzeit abgeschlossen werden. Der Vereinsbeitritt im ortsansässigen Klub bietet den Vorteil, dass man sich in die Community des Dorfes oder Orts integriert und Teil der Gemeinschaft wird. Und es lässt sich jederzeit um Hilfe bitten, wenn diese benötigt wird. Vereine bieten die Möglichkeit, sich mit anderen Gleichaltrigen über den Ruhestand auszutauschen und zu debattieren. Auf diese Weise werden im Alter neue Sichtweisen kennengelernt und es wird mehr über andere Menschen und deren Leben in der Rente erfahren. Vereine stellen nicht ohne Grund ein wichtiges Unterstützungssystem dar. Gleichzeitig sind sie ein Zufluchtsort für viele alleinstehende Menschen. Sportvereine haben überdies einen positiven Nutzen für die Gesundheit und das eigene Wohlbefinden. Viele Ruheständler führen dadurch ein längeres und gesünderes Leben.

- Eine Mitgliedschaft im Verein reduziert Depressionen. Zudem ermöglicht der soziale Beistand Nähe. Auch hilft die Vereinsmitgliedschaft gegen Einsamkeit und Leere.
- Denn gerade im Ruhestand will man nicht immer alleine sein. Als Mitglied eines Vereins wird man Teil einer Community.
- Ruheständler erfahren durch andere Mitglieder des Vereins Unterstützung und Hilfe. Auch können sie selbst anderen Menschen Hilfestellung geben.
- Wer Spaß am Organisieren und Planen hat, kann jederzeit seinen eigenen Klub oder Verein gründen.
- Im Ruhestand fördert die Aktivität in sozialen Gruppen Gesundheit und Lebensqualität.

- Zahlreiche Untersuchungen belegen, dass sozialer Kontakt, der durch eine Vereinsmitgliedschaft entsteht, positiven Einfluss auf Gesundheit und Wohlbefinden ausübt.

18

Sich einer Rentner-Reisegruppe anschließen

Mitreisemöglichkeit in netter Gesellschaft? Geht das? Klar. Und wer sich im Ruhestand einer Reisegruppe anschließt, bereichert den eigenen Horizont und das Sozialleben. Besonders Alleinstehende, die in der Rente Anschluss an eine Gruppe suchen, finden zahlreiche Mitreisemöglichkeiten. Die Auswahl ist wirklich groß: Von Kulturreisen über Reisen der Kirchengemeinde bis hin zu organisierten Volkshochschulreisen, akademischen Reisen oder privaten Reisegruppen – es gibt zahlreiche Optionen, in einer Gemeinschaft auf Reisen zu gehen. Solange man noch fit ist, kann man sich so einen Reisetraum erfüllen, für den bislang wenig Zeit war, ohne dabei auf Reisepartner verzichten zu müssen. Dadurch lassen sich auch neue Kontakte knüpfen. Alleinstehende Rentner können das für sich passende Angebot auswählen und mit Gleichgesinnten die Reiseerlebnisse teilen. Neben den genannten Vorteilen gibt es bei den Gruppenreisen noch einen weiteren Pluspunkt: Man kann sich ohne schlechtes Gewissen zurückziehen und muss nicht ständig ansprechbar sein. Schlechte Stimmungen und stressige Situationen werden praktischerweise von mehreren Leuten abgefangen.

Übrigens: Reisegruppen sind ihrem Klischee längst entwachsen. Heute bieten Reiseveranstalter Reisen für Senioren und ältere Menschen an, die in Verbindung mit Yogakursen, verschiedensten Workshops oder einem Sprachaufenthalt stehen. Auch beliebt sind Wandertouren, bei denen man unterschiedliche Schwierigkeitsgrade auswählen kann und das Gepäck zum jeweiligen Zielort transportiert wird. Oder man nutzt die Gruppenreise, um eine neue Sportart auszuprobieren. Anbieter von Ruhestandsreisen laden zudem zu Segelurlaub, Golfkursen oder Radtouren ein.

In der Regel werden Gruppenreisen von professionellen Reiseleitern betreut, die wissen, was Rentner erwarten und was ihnen Freude bereitet.

- Ein neuer Trend bei den Seniorenreisen sind Singlereisen mit Flirtfaktor. Aber auch Abenteuerreisen zu fernen Zielen, die durchorganisiert sind, werden von vielen älteren Menschen gebucht.
- Auf Gruppenreisen lassen sich neue Freundschaften knüpfen.
- Man muss nicht allein durch fremde Städte streifen, sondern lernt Land, Leute und andere Kulturen gemeinsam kennen.
- Viele Freundschaften, die auf Gruppenreisen geknüpft werden, bleiben im Alltag weiterhin bestehen.
- Man verreist alleine, ist aber nie alleine, denn man reist zusammen in einer Gruppe.

19

Lieblingsopa werden und Enkelzeit genießen

Die Beziehung zu den Enkelkindern ist etwas ganz Besonderes. Und im Ruhestand lässt sich die Zeit mit den Enkeln ausgiebig genießen. Beide Generationen profitieren von der gemeinsamen Zeit und die liebevolle Beziehung wird gestärkt. Für die Enkelkinder stellt das Haus von Oma und Opa ein zweites Zuhause dar. Sie besuchen die Großeltern deshalb sehr gerne.

Aus der Perspektive der Großeltern bietet der Kontakt mit den Enkeln die Gelegenheit, Neues kennenzulernen. Zudem ist das Leisten familiärer Unterstützung sinnstiftend. Es zeigt den frischen Ruheständlern, dass sie weiterhin gebraucht werden. Sich um die nachfolgenden Generationen zu kümmern und ihnen etwas weiterzugeben, das Spuren hinterlässt, trägt zudem zum Erhalt der kulturellen und familiären Identität bei. Auch wird mit der Enkelzeit das Bedürfnis nach Zugehörigkeit und Gemeinschaft gestillt. Das ist ein Punkt, den sich viele Ruheständler wünschen. Deshalb ist es umso wichtiger, in der Rente den Besuch der Enkel als Qualitätszeit anzusehen, die das eigene Leben bereichert.

Als Oma oder Opa ist man für die Kleinen Verwöhner, Vertrauter, Spaßmacher, Seelentröster und Vorbild. Die Zeit mit den Enkeln ist wie ein kleiner Urlaub und bereichert den Alltag. Schließlich kann man gemeinsam mit den Enkelkindern spannende Ausflüge planen, etwas kochen oder backen, im Garten werkeln, etwas basteln oder andere sportliche Aktivitäten unternehmen. In der Rente steht dafür auch ausreichend Zeit zur Verfügung. Und genau diese Dinge kommen aufgrund des stressigen Familienalltags mit den Eltern oft zu kurz.

- Im Ruhestand den Enkelkindern etwas von der eigenen Zeit zu schenken und ihnen die volle Aufmerksamkeit zu widmen, ist das schönste Geschenk für die Kleinen.
- Eine intensive Beziehung zwischen Enkeln und Großeltern ist von großer Bedeutung.
- Im Ruhestand kann man mit den Enkelkindern das nachholen, was man früher aus beruflichen

Gründen mit den eigenen Kindern nicht erleben konnte.

- Zu einer aktiven Gestaltung der dritten Lebensphase gehören die Beschäftigung und vielfältige Unterstützung der Enkel sowie die Weitergabe von Werten dazu.
- Studienergebnisse zeigen, dass sich Aktivitäten mit den Enkeln positiv auf die Zufriedenheit und das Wohlbefinden auswirken. Als Oma oder Opa im Ruhestand nimmt man sich selbst als nützlicher und leistungsfähiger wahr.

20

Kurse aller Art besuchen

Es gibt immer etwas Neues zu entdecken und man lernt nie aus. Damit es in der Rente nicht langweilig wird, bietet sich der dritte Lebensabschnitt an, um Kurse zu besuchen. Sei es ein Sprachkurs für Senioren, ein Malkurs, ein Computer- oder Internetkurs oder ein anderes Bildungsangebot – Lernen im Alter macht Spaß und sorgt für Abwechslung im Alltag. Zudem ist das Lernen von neuen Sachverhalten und Dingen gut für das Gedächtnistraining. Egal, welches Thema einen interessiert: Lernen hält geistig fit. Und es gibt noch einen weiteren Grund, warum der Ruhestand mit verschiedenen Kursen gefüllt werden sollte: das Sozialleben. Durch die Kurse kommen Ruheständler mit anderen Menschen und Kulturen in Kontakt und es entstehen Freund- und Bekanntschaften, die auch außerhalb des Kurses Bestand haben. Oftmals organisieren sich Kursteilnehmer untereinander, um nach einer Unterrichtsstunde etwas essen oder trinken zu gehen. Oder sie verabreden sich, um das Gelernte in der Praxis auszuprobieren. Je nach Thema lassen sich auch Filmabende organisieren oder die Fortschritte eines Sprachkurses bei der nächsten Reise testen. Die Kursorganisation bietet Veranstaltungen außerhalb des Klassenzimmers an, um sich in der Gruppe näher kennenzulernen. Mehrtägige Studienfahrten, Städtereisen oder Tagesausflüge sind ebenfalls im Programm.

Wer günstige Kurse in der Umgebung sucht, sollte sich die VHS-Kurse für Senioren ansehen. Sie umfassen vielfältige Möglichkeiten und können zu verschiedenen Zeiten besucht werden. Gelernt wird in einem oder zwei Semestern. Die Kurse beginnen im Frühjahr oder Herbst. Neben dem Besuchen von Kursen und VHS-Kursen bieten sich auch regelmäßige Einzelvorträge zu einem spannenden Thema aus der Tagespolitik oder eine ganze Vortragsreihe in Form eines Seminars an.

- Das Gehirn ist bis ins hohe Alter lernfähig.
- Es gibt unzählige unterschiedliche Kursmöglichkeiten, die den eigenen Wünschen, Bedürfnissen und Interessen entsprechen.
- Ob Sprachen, Kunst, Natur, Kultur, Wissenschaft, Kreatives oder politische Themen – für alle Bereiche gibt es eine große Auswahl an Kursen. Fast immer gibt es auch Angebote zu verschiedenen Tageszeiten.

Gesunde Gewohnheiten, damit Sie Ihren Ruhestand lange genießen

Nichts bedarf so sehr einer Reform wie die Gewohnheiten der Mitmenschen.

(Mark Twain)

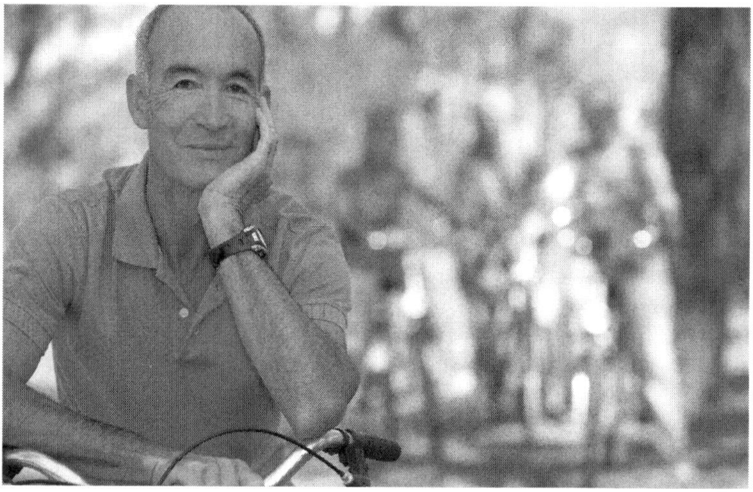

Gesunde Gewohnheiten beeinflussen die Lebensqualität im Ruhestand. Egal ob eine erfrischende Morgenroutine, 10.000 Schritte täglich oder gesunde Ernährung – wer neue gesundheitsfördernde Gewohnheiten bildet und die alten, schlechten Routinen ablegt, wird länger leben und mehr Glück und Zufriedenheit in der Rente erfahren. Gesunde Gewohnheiten zu entwickeln, ist nicht ganz einfach, da das Gehirn Zeit braucht, bis es eine neue Aktivität als Gewohnheit abspeichert. Erst durch das ständige Wiederholen über einen längeren Zeitraum läuft die Tätigkeit oder Aktivität vollständig automatisiert ab. Der Weg dorthin lohnt sich aber. Denn gesunde Gewohnheiten beeinflussen den Verlauf der physischen Fitness und Gesundheit signifikant, und zwar über einen langen Zeitraum. Sie bilden zudem die ideale Basis für Präventionsmaßnahmen, um gesundheitlichen Risikofaktoren entgegenzuwirken. Außerdem strukturieren sie den Alltag im Ruhestand und bieten Sicherheit. Sie erleichtern das Leben, machen glücklich und stehen per definitionem in Einklang mit der eigenen Persönlichkeit und dem Selbstbild. Gesunde Gewohnheiten erzeugen ein Gefühl des inneren Gleichgewichts. Die folgenden 20 Ideen helfen bei der Umsetzung.

1

Neue Gewohnheiten etablieren

Zunächst sollte geklärt werden, warum neue Gewohnheiten wichtig sind. Sie haben generell einen enormen Einfluss auf das Leben. Zudem sind sie im Ruhestand leichter einzuführen. Schließlich fallen der bisher gekannte Alltag und das Arbeitsleben weg, sodass mit alten Gewohnheiten zum Teil ohnehin gebrochen werden muss. Jetzt ist der Moment gekommen, nach Veränderungen zu streben. Aber wer sich neu orientieren will, muss zuerst das eigene Verhalten überdenken und nach Informationen suchen. Die neuen Gewohnheiten sollten deshalb nicht gleich große Ziele beinhalten, sondern realistisch umgesetzt werden können. Wenn eine Ernährungsumstellung oder ein Sportprogramm in den Alltag eingeführt werden sollen, hilft es, diese Gewohnheiten in kleinen Schritten anzugehen und sich zwischendurch zu belohnen und auch die Belohnungen zu variieren. Geduld ist ebenfalls gefragt. Denn neue Gewohnheiten, vor allem wenn diese die Gesundheit miteinbeziehen und aufwendig sind, erfordern Zeit, bis sie zu einem stabilen Verhalten geworden sind. An weniger komplexe Tätigkeiten, wie den Teller nach dem Essen abzuwaschen oder langsamer und bewusster zu essen, lässt es sich in der Regel schneller gewöhnen.

Damit eine neue Tätigkeit zur Gewohnheit wird, sollte das gewünschte Verhalten stets mit einem deutlichen Reiz verbunden werden. Ein Beispiel: Wer jeden Morgen Sport treiben will, kann sich die Laufschuhe bewusst direkt neben das Bett stellen und sie sofort nach dem Aufstehen anziehen. Dadurch wird das Gehirn das Sehen der Laufschuhe mit dem Joggen verknüpfen und nach kurzer Zeit automatisch handeln. Voraussetzung ist allerdings eine Belohnung, die konkret genug ist, damit ein Verlangen erzeugt wird. Der Lohn könnte zum Beispiel ein schönes Frühstück sein. Ist die erste Hürde geschafft und ein neuer Auslösereiz etabliert, wird die Gewohnheit zum Selbstläufer. Das Gehirn legt die Gewohnheit dann in den Basalganglien ab, in einem archaischen Teil des Gehirns.

- Bewusste, täglich getroffene Entscheidungen (die andere Teile des Gehirns betreffen) sind ein ziemlich kraftraubender Prozess. Gewohnheiten werden hingegen in Form von Routinen derart fixiert, dass sie ohne Nachdenken oder den Input von mentaler Energie automatisch ablaufen. Um acht Uhr morgens aufstehen, Zähne putzen, der Morgenkaffee – das sind alles automatisch ablaufende Gewohnheiten.
- Neue Gewohnheiten müssen bewusst ausgewählt werden.
- Gesunde Gewohnheiten einzuführen, braucht länger, sie sind aber einfacher anzugehen, vor allem wenn eine Belohnung dahintersteht.

- Wichtig ist, dass die Gewohnheit konkret formuliert wird: 15 Minuten Yoga am Tag – statt einfach nur mehr Bewegung. Oder zuckerfreie Ernährung – statt einfach nur abnehmen.
- „Mini-Gewohnheiten“ verbessern bereits die Lebensqualität und Gesundheit. Das kann zum Beispiel das Vornehmen von nur einem Liegestütz am Tag sein, das Trinken einer Flasche Wasser zum Mittagessen, der Verzicht von Süßigkeiten an einem Tag, ein 15-minütiger Spaziergang und viele weitere kleine Gewohnheiten. Sie sorgen ebenfalls für langanhaltende Veränderungen.
- Ein Tagebuch hilft, den Fortschritt der neuen Gewohnheiten festzuhalten. Denn Gewohnheiten lassen sich nicht von heute auf morgen ändern. Sie brauchen Zeit. In der Regel sind es rund zwei Monate, bis sich diese etabliert haben.
- Freunde und Familie können eine Unterstützung sein und beim Umsetzen der neuen Gewohnheiten helfen (z. B. Partner macht bei der Ernährungsumstellung oder beim Verzicht auf Zigaretten mit).
- Die neue Gewohnheit sollte eine positive Veränderung sein.
- Dass bei der Einführung von neuen Gewohnheiten einmal ein Fehler begangen oder ein Rückschlag erlebt wird, ist normal und hat keine messbaren Auswirkungen. Man darf sich deshalb ruhig die Erlaubnis geben, Fehler zu machen.

Mit dem Eintritt in die Rente ist ein Alter erreicht, in dem viele alte Gewohnheiten keinen Sinn mehr machen. Manche sind zudem nicht unbedingt gesundheitsfördernd. Alte durch neue Gewohnheiten zu ersetzen, ist im ersten Moment vielleicht anstrengend, doch der Aufwand lohnt sich. Mit jeder Wiederholung wird es leichter und irgendwann läuft der Prozess automatisch ab.

2

Neugier wecken und offen bleiben

Neben dem Einführen von gesunden Gewohnheiten, sollten Ruheständler sich vornehmen, neugierig zu sein und die eigene Neugier gezielt zu wecken. Auch das ist eine gesunde Tätigkeit. Denn Altersforscher haben herausgefunden, dass der Geist bis ins hohe Alter fit bleibt, wenn Neugier und Offenheit vorhanden sind, um Neues auszuprobieren und kennenzulernen. Studien belegen, dass sich bei Rentnern, die ein neues Hobby erlernen oder sich eine neue Fähigkeit aneignen, die Gehirnmasse messbar vergrößert. Besonders gut für das Gehirn sind das Erlernen eines neuen Instruments, einer neuen Sportart, das Meditieren und das Erlernen von neuen Spielen. Offenheit scheint als Grundhaltung im Alter zudem vor Demenz und Alzheimer zu schützen. Denn jedes Mal, wenn das menschliche Gehirn mit Neuem oder einer unbekannten Aufgabe konfrontiert wird, sprießen selbst bei 60-, 70- oder 80-Jährigen weiterhin frische Nervenverbindungen und Nervenzellen.

Neugierige Menschen leiden statistisch gesehen nur halb so oft an Demenz wie festgefahrene und nicht neugierige Charaktere. Sich die Neugier zu bewahren, ist also ein gutes Gesundheitsrezept. Das bedeutet: Auch wenn Bekanntes weniger stressbehaftet ist, Rentner sollten sich nicht nur auf Gewohntes verlassen. Stattdessen sind Neugier und Offenheit angesagt, um im Hier und Jetzt zu leben und die Welt um sich herum mit neuen Augen zu betrachten.

Wer nicht weiß, wie das funktioniert, kann sich mit verschiedenen Achtsamkeitsübungen behelfen, um den Anfängergeist zu trainieren. Dieser Begriff aus der Zen-Philosophie beschreibt eine Haltung der geistigen Offenheit. Einfacher gesagt: Es geht darum, den Dingen und dem Leben so gegenüberzutreten, als sei man ein Anfänger. Wer sich neugierig einer neuen Sache widmet und sich der damit verbundenen Unsicherheit stellt, löst sich automatisch von vorgefertigten Konzepten und beginnt, die Dinge unvoreingenommen wahrzunehmen. Dadurch werden neue Potenziale und Handlungsmöglichkeiten sichtbar. Eine einfache Übung dazu ist das bewusste Betrachten eines Obststücks und zwar so, als hätte man dieses noch nie zuvor gesehen. Dadurch wird größeres Interesse an der Frucht geweckt. Auch wirkt das Obst plötzlich anders. Durch das Betrachten werden Details an und auf dem Fruchtkörper entdeckt, die einem zuvor nicht bewusst waren. Diese neuen Eindrücke bereichern das Leben und wecken die Neugier für weitere Entdeckungen. Und wer neugierig ist, der empfindet das Leben weniger als stressvolle Belastung. Zudem lassen sich mit Offenheit und Neugier leichter innige Freundschaften aufbauen. Denn sie fördern echte Anteilnahme für andere Menschen.

- Mit zunehmendem Alter verlernt man, eine „neue Person“ zu sein oder etwas zu tun, was man noch nie getan hat. Dabei ist es für das Dasein von großer Bedeutung, sich immer wieder in einer neuen, ungewohnten Situation zu befinden oder etwas Neues auszuprobieren.
- Jedes Mal, wenn sich einer ungewohnten Tätigkeit gewidmet wird, wachsen neue Synapsen und die bereits bestehenden Nervenverbindungen verstärken sich.
- Mediziner machten die Entdeckung, dass Wissensdurst und Neugier tatsächlich maßgeblichen Einfluss darauf haben, wie gut oder schlecht das menschliche Gehirn im Alter arbeitet.
- Wer gesund altern, zufrieden und länger leben will, sollte seine Neugier kultivieren.

- Das Verlangen, sich fortwährend Wissen zu erschließen, verzögert den altersbedingten Verfall.
- Wer neugierig bleibt, empfindet das Leben eher als spannendes Abenteuer und fühlt sich herausgefordert, aber nicht überfordert.

3

Gesunde Ernährung im Ruhestand etablieren

Eine gesunde und ausgewogene Ernährung ist in jeder Lebensphase wichtig. Auch im Ruhestand. Denn sie ermöglicht es, weiterhin fit und aktiv durchs Leben gehen zu können. Neben Kohlenhydraten und Proteinen bildet Fett einen wichtigen Energielieferanten für den Körper. Dadurch bekommt der menschliche Organismus lebensnotwendige Fettsäuren. Allerdings sollten es gesunde Fette sein. Etwa 60 bis 80 Gramm täglich an wichtigen Fettsäuren reichen aus. Der Rest sollte mit Obst und Gemüse vervollständigt werden, das so gut wie kein Fett besitzt. Gesunde Fettlieferanten sind Avocados sowie hochwertige Pflanzenöle wie Raps-, Soja- und Olivenöl, die einen hohen Gehalt an ungesättigten Fettsäuren aufweisen.

Eine ausgewogene Ernährung mit ausreichend gesunden Fetten sorgt für eine schlanke Linie und beugt zudem Herz-Kreislauf-Erkrankungen sowie Problemen der Wirbelsäule und Gelenke vor.

Fleisch, das ebenfalls Fett besitzt, sollte in Maßen verzehrt werden. Es spielt auch keine Rolle, ob es sich um Wurst, gebratenes, gekochtes oder gegrilltes Fleisch handelt. Denn ein Übermaß an tierischen Fetten schadet den Blutfettwerten und kann zu Gicht führen. Völlig vom Speiseplan muss Fleisch aber nicht gestrichen werden. Denn es liefert dem Körper Eiweiß, Zink, Eisen sowie B-Vitamine. Aber statt fettreichem sollte zu fettarmem Fleisch gegriffen werden. Die Empfehlung der Deutschen Gesellschaft für Ernährung ist ein maximaler Fleischkonsum von 600 Gramm wöchentlich. Wenn der Hunger auf Fleisch damit nicht gestillt ist, sollte auf Fisch ausgewichen werden. Dieser sollte ohnehin am wöchentlichen Speiseplan stehen. Besonders nährstoffreich ist Seefisch wie Hering, denn er besitzt viele Omega-3-Fettsäuren. Scholle, Seelachs oder Kabeljau sind eher fettarme Fische. Aber auch sie enthalten diese Fettsäuren und liefern zudem Proteine und Jod. Oft bedarf es nicht einmal einer Beilage. Denn mit Kräutern gefüllt oder mit etwas Olivenöl und Zitronensaft beträufelt, schmeckt der Fisch bereits köstlich.

Um die Ernährung möglichst ausgewogen und nährstoffreich zu gestalten, kann sich als Snack zwischendurch mit einem Smoothie oder Fruchtshake beholfen werden. Diese lassen sich auch wunderbar mit Joghurt oder Milch vermischen.

Rezepte für gesunde Smoothies: 250 Gramm Möhren, einen Apfel und etwas Leinöl im Mixer pürieren und eventuell mit etwas Wasser verdünnen. Anstelle eines Apfels kann auch eine Orange zugegeben werden. Gut schmeckt der Smoothie zudem mit etwas Sellerie und Roter Beete sowie ein wenig Zitrone und Ingwer. Statt Möhren können Himbeeren oder Heidelbeeren verwendet werden. Wer den Smoothie mit etwas Honig versüßen will, sollte nicht mehr als einen kleinen Teelöffel dazugeben.

Wer das Gefühl hat, dass trotz dieser Tipps die Energie nicht ausreicht, sollte alle seine Speisen mit hochwertigen Pflanzenölen wie Oliven- und Rapsöl anreichern und reichlich Salat und Gemüse essen. Zudem eignen sich Nüsse, um den Energiehaushalt aufzufüllen. Damit die Ernährung gut verdaut wird und der Körper Ausdauer und Kraft hat, sollte regelmäßig gegessen werden. Ebenso ist es wichtig, die Speisen gut zu kauen. Des Weiteren ist es ratsam, sich während des Mittag- oder Abendessens nicht mit Fernsehen oder Ähnlichem abzulenken. Am besten ist es, bewusst und in Gesellschaft zu essen.

4

Regionale Produkte einkaufen für gesunde Ernährung

Rezepte regionaler Spezialitäten liegen derzeit im Trend. Denn regionale Küchen sind vielseitig und wohlschmeckend, aber auch gesund und nährstoffreich. Zudem wird beim Einkauf auf regionale Produkte und Bio-Lebensmittel geachtet. Statt Fertigprodukten kommt beim Kochen frisches Gemüse aus der Region zum Einsatz. Die besten und gesündesten Lebensmittel, einschließlich Obst und Gemüse, gibt es in Hofläden in der Umgebung oder am Wochenmarkt in der Stadt. Dort finden sich reichhaltige Zutaten, um ein gesundes, regionales Gericht zu kochen. Es sprechen aber nicht nur gesundheitliche Gründe dafür, sich für regionale Produkte zu entscheiden. Dies ist zudem nachhaltig. Viele Verbraucher achten mittlerweile auf die Herkunft der Produkte. Vor allem bei frischen Lebensmitteln, Obst, Gemüse und Backwaren spielt Regionalität eine wichtige Rolle. Die heimische Agrarwirtschaft wird dadurch unterstützt und gefördert. Des Weiteren haben diese Lebensmittel einen kürzeren Transportweg hinter sich, das verringert Treibhausgase. Auch sind saisonale Produkte in der Regel günstiger.

- „Kompass Ernährung" ist ein Magazin der Bundesinitiative IN FORM, das sich in seinen Ausgaben unter anderem regionalen und nachhaltigen Lebensmitteln sowie der regionalen Küche widmet. Im Internet finden sich die Ausgaben in digitaler Form.
- Das Siegel „Regionalfenster" ist eine Produktkennzeichnung für regionale Produkte. Auch zeigt es die eingesetzten Rohstoffe und verrät, woher die Hauptzutaten stammen. Mehr Informationen finden sich unter: www.regionalfenster.de.
- Der Einkauf von regionalem Obst und Gemüse unterstützt Landwirte, Verarbeiter und Vermarkter aus der Umgebung, sichert Arbeitsplätze und erhält traditionelle landwirtschaftliche Betriebe, Streuwiesen und vieles mehr.

5

Sich keine Sorgen mehr machen

Wer sich keine Sorgen macht, lebt gesünder und hat mehr Zeit. Klingt einfacher, als es sich umsetzen lässt. Doch ein sorgenfreies Leben kann man sich antrainieren. Und im Ruhestand ist die Zeit gekommen, um erfüllt und zufrieden zu leben. Was lässt sich konkret tun, um sich keine Sorgen mehr zu machen? Welche Gedankenübungen empfehlen sich, um das negative Gedankenkarussell zu durchbrechen? Die einfachste Übung ist, sich zu fragen, ob die negativen Gedanken und Befürchtungen, die man sich ausmalt, auch tatsächlich eintreten werden.

Und wenn ja, ob sich Vorsichtsmaßnahmen ergreifen lassen, um diese zu verhüten. So lässt sich seinem falschen Glauben schnell auf die Spur kommen. Und was Schicksalsschläge oder schwere Krankheiten betrifft: Niemand ist vor ihnen geschützt. Da spielt es keine Rolle, wie viele sorgenvolle Gedanken verschwendet werden. Einige Dinge im Leben lassen sich nicht kontrollieren. Wohl aber die Zeit, die für die Sorgen verwendet wird. Denn sie nehmen einem die schönen Seiten des Lebens weg. Was tun, wenn wirklich ein Thema aufkommt, das Sorgen bereitet, wie finanzielle Probleme? Dann sind Planung und Strategie gefragt. Statt sich einfach nur zu sorgen, sollte sich in Ruhe hingesetzt und überlegt werden, was sich konkret tun lässt, um die Situation zu verbessern. Danach bedankt man sich bei seiner Sorge und schickt sie weg (ruhig visuell wegschicken, wie eine Wolke, die wegfliegt).

- Ein Großteil der älteren Menschen bereut rückblickend, dass sie sich zu viel mit ihren Sorgen beschäftigen und damit wertvolle Zeit verloren haben.
- Die schlimmsten Befürchtungen treten in der Realität normalerweise nicht ein. Sie rauben aber viel Zeit, Energie und gute Stimmung.
- In der Gegenwart haben negative Gedanken und Sorgen keine Kraft. Mit Yoga und Meditation lässt sich im Hier und Jetzt ankommen und das Gedankenkarussell leicht beenden. Auch Bewegung, ein Spaziergang oder Wandern können die Sorgen vertreiben.
- Nichts in dieser Welt ist es wert, sich Sorgen zu machen. Stattdessen sollte man genießen und die frei gewordene Energie nutzen, um das Leben erfüllt zu leben.

6

Ein Haustier anschaffen

Haustiere stellen für die meisten Menschen einen lieb gewonnenen Begleiter dar und sorgen im Ruhestand für eine Aufgabe, die mit Sinn erfüllt. Denn Sinnhaftigkeit muss nicht immer in der Arbeit oder einer Tätigkeit gesucht werden. Sinnhaftigkeit entsteht auch, wenn die Möglichkeit besteht, für jemanden anderen da zu sein, und sich das Gefühl einstellt, wichtig zu sein. Viele Rentner schaffen sich deshalb ein Haustier an. Hund, Katze, Vogel oder Maus – das Tier sollte natürlich ins eigene Lebensumfeld passen. Zudem sollte eine artgerechte Haltung garantiert sein. Bei einem Hund sollte vor der Anschaffung klar sein, dass dieser Auslauf benötigt. Mindestens drei Spaziergänge am Tag sind notwendig, damit er sein Geschäft erledigen, schnüffeln und markieren kann. Auch der kleine Schoßhund muss raus und sich bewegen. Für Herrchen und Frauchen bedeutet das, jeden Tag an die frische Luft gehen zu müssen, bei jedem Wetter. Für die Gesundheit ist das natürlich förderlich. Denn Bewegung an der frischen Luft hält fit, steigert das Wohlbefinden und verbessert das Immunsystem. Es lässt sich sogar mit dem Vierbeiner gemeinsam joggen oder Rad fahren.

Wer gesundheitlich eingeschränkt ist oder im Ruhestand weiterhin vielen Aktivitäten nachgeht, mag sich vielleicht nicht an einen Hund binden. Hier bieten sich eine Katze oder ein Vogel an. Mit diesen Haustieren muss nicht spazieren gegangen werden. Und dennoch bereichern sie das Leben im Ruhestand um ein Vielfaches. Sie sorgen dafür, dass man sich nicht einsam fühlt – wichtig für alleinstehende Rentner – und bieten zudem Gesprächsstoff. Und mal ehrlich, nicht immer ist die Gesellschaft von anderen Menschen erwünscht. Hunde, Katzen und Co. schenken bedingungslose Liebe, sie sind immer für einen da. Sie geben einen Sinn im Leben und bringen neuen Schwung ins Haus.

- Da ein Haustier Pflege und Fürsorge sowie regelmäßige Fütterung benötigt, übernimmt der Tierhalter Verantwortung und das tut dem Selbstbewusstsein gut.
- Es muss nicht unbedingt ein Welpe oder ein Kätzchen sein. Im Tierheim warten viele, auch ältere Tiere auf ein neues Zuhause.
- Menschen mit Haustieren sind in der Regel glücklicher als diejenigen, die keine Tiere haben. Das Streicheln eines Haustiers setzt Hormone frei, die nachweislich glücklicher machen.
- Haustiere füllen den Ruhestand mit Energie und sind das beste Mittel gegen Einsamkeit und Langeweile.
- Die Liebe, die durch ein Haustier erfahren wird, ist unersetzbar. Es setzt neue Lebensgeister frei.
- Das Haustier eignet sich perfekt, um neue soziale Kontakte zu knüpfen.

7

Gesundheitsvorsorge im Ruhestand einplanen

Ein Thema, das gerne verdrängt wird, ist die Gesundheitsvorsorge im Alter. Es sollte nicht nur zum Arzt gegangen werden, wenn es absolut notwendig ist. Selbst wenn es nirgends zwickt, viele Krankheiten und Beschwerden lassen sich dank der Vorsorgeuntersuchungen und dem regelmäßigen Check-up frühzeitig erkennen. Ab einem Alter von 65 Jahren raten Experten dazu, sich an die Termine der Vorsorgeuntersuchungen zu halten. Alle zwei Jahre wird von der Krankenkasse ein ausführlicher Gesundheitscheck bezahlt. Dabei werden Blutwerte, Cholesterinwerte, Urinwerte und das Herz-Kreislauf-System überprüft. Die Vorsorgeuntersuchung hilft, gesund zu bleiben. Denn gesundheitliche Beeinträchtigungen lassen sich früh erkennen, um ihnen entgegenzuwirken.

Wiederkehrende Schmerzen, Gewichtsprobleme, Stoffwechselprobleme oder Atemwegsprobleme sind Warnsignale, die nicht ignoriert werden sollen. Selbst wenn sonst alles in Ordnung scheint. Wer in der Rente lange gesund bleiben und eine hohe Lebensqualität beibehalten möchte, sollte deshalb regelmäßig zum Arzt gehen und an verschiedensten Präventionsangeboten teilnehmen. Die Krankenkassen bieten nicht nur Vorsorgeuntersuchungen, sondern ebenso Kurse zur Prävention an. Das können unter anderem sportliche Programme, solche zur Stressbewältigung oder Ernährungsprogramme sein. Einfach bei der eigenen Krankenkasse nach der Liste der Präventionsangebote fragen.

- Viele Männer weigern sich regelrecht, einen Arzt aufzusuchen. Doch mit zunehmendem Alter nehmen die Beschwerden zu. Vorsorgeuntersuchungen sollten deshalb nicht ausgelassen werden.
- Wer sportlich sehr aktiv ist, sollte die Vorsorgeuntersuchungen wahrnehmen, um festzustellen, ob es Risikofaktoren gibt oder die sportliche Aktivität abgewandelt werden sollte.
- Im Alter ist es normal, einen erhöhten Zucker- oder Cholesterinwert zu haben oder an einem Vitamin- oder Mineralmangel zu leiden. Dank der Vorsorgeuntersuchung lässt sich das schnell herausfinden und im Anschluss die Ernährung anpassen.
- Die Krankenkassen übernehmen verschiedenste Früherkennungsuntersuchungen. Dazu gehört

auch ein Hautscreening, um auf Hautkrebs zu überprüfen.

- Männer können sich ab 45 Jahren regelmäßig auf Prostatakrebs untersuchen lassen.
- Frauen bekommen ab einem Alter von 50 Jahren die Mammografie-Untersuchung von der Krankenkasse erstattet.
- Ab 55 Jahren steht Männern wie Frauen eine jährliche Vorsorgeuntersuchung zur Darmkrebsfrüherkennung zu.
- Männer über 65 Jahren sollten eine Ultraschalluntersuchung zur Früherkennung einer Gefäßerweiterung durchführen lassen. Auch diese wird von der Krankenkasse erstattet.
- Ab 60 Jahren empfehlen Experten zudem die jährliche Grippeimpfung.

8

Gut schlafen verlängert das Leben

Mit Beginn der Rente hat man statistisch gesehen noch weitere 21 Jahre zu leben. Das ist rund ein Viertel des gesamten Lebens. Diese Zeit sollte deshalb genutzt werden, um gesund und gut zu schlafen. Doch das tun die wenigsten. Rund ein Drittel der Menschen hat Schlafprobleme. Bei den über 60-Jährigen leidet etwa die Hälfte an Schlafstörungen: Somit schläft jeder zweite Ruheständler nicht gut. Es sollte sich daher dem Thema Schlaf gewidmet werden, um herauszufinden, woher die Schlafstörungen kommen und welche Mittel es gegen schlechten Schlaf gibt. Denn jeder Mensch ist anders und die Gründe für die Schlafprobleme vielfältig. Das fängt mit einer schlechten Matratze an und hört mit körperlichen Beschwerden oder psychischen Leiden auf. Die meisten Schlafstörungen entstehen allerdings durch unrealistische Erwartungen, Sorgen und Stress. Auch schweres und spätes Abendessen, zu viel Alkohol und Kaffee verschlechtern den Schlaf.

Was die Schlafqualität betrifft, so verändert sich diese im Laufe des Lebens. Ab 60 Jahren lässt sich schwerer einschlafen, und die Tiefschlaf- und Traumphasen werden kürzer. Auch kann es vorkommen, dass leichter aus dem Schlaf aufgewacht wird. Dennoch: Für eine angenehme Nachtruhe sind eine ausgewogene Ernährung und Bewegung sowie Ausgeglichenheit notwendig. Schlafmediziner raten Rentnern mit Schlafproblemen, ihre Verweildauer im Bett zu verkürzen und jeden Tag zur selben Uhrzeit aufzustehen. Auch sollten sie erst ins Bett gehen, wenn sie müde und bereit für das Schlafen sind. Wer dagegen ins Bett geht, um einen Film zu sehen, oder morgens nach dem Aufwachen noch eine Stunde in den warmen Federn verbringt, tut seinem Schlaf nichts Gutes.

- Schlafprobleme entstehen auch bei zu viel Schlaf. Menschen im Ruhestand brauchen in der Regel 40 Minuten weniger Schlaf. Sprich, sieben Stunden sind völlig ausreichend.
- Die häufigste Ursache für schlaflose Nächte und morgendliche Erschöpfung bildet Stress.
- Tipps für einen guten Schlaf: tagsüber körperlich aktiv sein und viel Licht tanken. Das fördert die Produktion des Schlafhormons Melatonin. Zudem sollte in eine gute Matratze investiert werden und die Temperatur im Schlafzimmer nicht zu hoch sein. Außerdem ist es sinnvoll, den Raum abzudunkeln.
- Wer früh wach wird, sollte den Morgen für etwas Erhebendes nutzen. Zum Beispiel für Morgensport oder einen Spaziergang mit dem Hund.

9

Plastikfrei leben für die Umwelt

Die Mehrheit der Menschen kümmert sich wenig um die Umwelt. Doch wir haben nur einen Planeten. Und dieser braucht Unterstützung. Als Einzelner lässt sich viel für ihn tun. Ein Beispiel ist die Vermeidung von Plastik. Dieser Verpackungsstoff, von dem jährlich Millionen Tonnen hergestellt werden, löst sich nicht auf wie Papier oder andere Naturrohstoffe. Es zersetzt sich erst nach vielen Millionen Jahren. Mittlerweile befinden sich überall auf der Erde Plastikteilchen und Plastikpartikel. Im Meer sterben Fische, Schildkröten und Wale daran. Und die Kunststoffproduktion wird nicht weniger. Im Gegenteil, diese steigt immer weiter an: Im Jahr 2019 wurden sage und schreibe 368 Millionen Tonnen Plastik produziert. Wohin mit all dem Plastikmüll? Er wird zum großen Teil exportiert. Nicht recycelbare Kunststoffe landen in asiatischen Ländern, wo sie verbrannt werden. Dabei entstehen neue Giftstoffe und mikrofeine Partikel, die bis zu 0,01 mm klein sind und dann durch die Luft über die Erde verteilt werden, wo sie anschließend im Grundwasser sowie im Meer landen. Die Menge an Mikroplastik beträgt rund 8 Millionen Tonnen jährlich. Selbst an den abgelegensten Stellen in 11.000 Meter Tiefe des Meeres finden sich Plastikreste.

Was lässt sich als Ruheständler gegen diese Plastikmengen tun? Es gilt, aktiv zu werden und sich bewusst für Produkte zu entscheiden oder sie zu vermeiden. Des Weiteren sollte sich Bündnissen wie „Break Free From Plastik“ angeschlossen werden, die versuchen, die Vermüllung in der Welt zu stoppen und mit öffentlichkeitswirksamen Aktionen die großen Kunststoffproduzenten unter Druck zu setzen. Doch das mächtigste Druckmittel bildet eine verringerte Nachfrage vonseiten der Käufer. Das hilft, überflüssige Plastikprodukte aus den Supermarktregalen zu verbannen. Der erste Schritt ist mit dem Tragen von Dauertragetaschen für das Einkaufen getan. Darüber hinaus gibt es mittlerweile viele plastikfreie Produkte im Handel: plastikfreie Zahnbürsten, Duschgel, Shampoo, Wattestäbchen, Bürsten, Zahnseide – das sind hier nur einige Beispiele. Statt Alufolie lassen sich umweltfreundliche Baumwoll-Bienenwachstücher verwenden. Auch Seifen gibt es mittlerweile für das Haar. Sie enthalten keine umweltschädlichen Stoffe und unnötiges Plastik. Wer in einer Stadt wohnt, kann zudem in einem Unverpackt-Supermarkt einkaufen. Dort können Kunden ihre Lebensmittel in mitgebrachte Behälter abfüllen.

Es gibt noch zahlreiche andere Möglichkeiten für ein plastikfreies Leben. Im Folgenden ein paar wertvolle Tipps:

- Statt Plastikflaschen Leitungswasser und Trinkflasche nutzen
- Duschgel, Shampoo und Deo im festen Stück kaufen
- Kleidungsstücke aus Naturmaterial erwerben
- Obst und Gemüse nur lose einkaufen
- Statt Plastikzahnbürste eine Holzzahnbürste nutzen
- Unverpackt-Läden unterstützen: Eine Liste an Unverpackt-Läden findet sich bei nabu.de
- Milch und Joghurt immer im Glas kaufen
- Aufräumaktionen unterstützen oder diese eigenständig starten
- Statt Plastikprodukten zu Holzprodukten greifen
- Waschbare Taschentücher und Servietten kaufen
- Die App Codecheck (Codecheck.info) nutzen, um plastikfreie Produkte zu erkennen

10

Wasser als Quelle des Lebens

Ohne Wasser gibt es kein Leben auf der Erde. Der Planet ist mit 70 Prozent Wasser bedeckt. Und auch der menschliche Körper besteht zum großen Teil aus Wasser. Um zu überleben, ist der Mensch auf das Trinken von Wasser angewiesen. Für die Gesundheit ist ausreichend Flüssigkeit unabdingbar. Allerdings trinken die wenigsten Menschen genug Wasser. Im Alltag passiert es häufig, dass das Trinken vergessen wird. Dabei sollten jeden Tag rund 1,5 bis 2 Liter Flüssigkeit in Form von Wasser oder Mineralwasser zu sich genommen werden. Denn ein Flüssigkeitsmangel hat auf Dauer viele negative Auswirkungen. Regelmäßiger Trinkgenuss hingegen fördert die Vitalität.

Doch es gibt ein Problem: Mit zunehmendem Alter nimmt das Durstgefühl ab. So kann es im Ruhestand leicht zu einem Flüssigkeitsmangel kommen. Die Folgen sind Verstopfung, Müdigkeit und Verwirrtheit. Kreislaufprobleme sind ein weiteres Symptom für zu wenig Wasser im Körper.

- Wasser hält die Haut und die Schleimhäute intakt und schützt vor Krankheitserregern. Auch hält es das Blut flüssig.
- Außerdem wird durch die Flüssigkeit der Inhalt des Darms aufgequollen und die Verdauung in Bewegung gebracht.
- Um sich an das Trinken zu erinnern, sollten zwei Wasserflaschen gut sichtbar aufgestellt und die beiden Flaschen bis zum Ende des Tages ausgetrunken werden.

- Bei Ausflügen und längeren Wegstrecken sollte stets eine Wasserflasche im Handgepäck dabei sein.
- Durch den Verzehr von Gemüse und Salat nimmt der Körper ebenfalls Wasser auf.
- Wer nicht nur Wasser trinken möchte, kann zwischendurch zu ungesüßtem Tee greifen. Gesund ist vor allem grüner Tee.
- Leider ist es nicht möglich, auf Vorrat zu trinken. Daher ist es wenig hilfreich, morgens einen ganzen Liter Wasser zu trinken und den Rest des Tages auf Flüssigkeit zu verzichten. Die Trinkmenge sollte gleichmäßig über den Tag verteilt werden.
- Damit nachts nicht ständig auf die Toilette gegangen werden muss, sollte die letzte Wasserration um 18 Uhr getrunken werden.
- Achtung: Alkohol und Kaffee entziehen dem Körper Wasser! Daher ist es wichtig, zum Glas Wein oder zum morgendlichen Kaffee ein Glas Wasser zu trinken. Das füllt den Wasserhaushalt im Körper auf.

11

Dehnen und Strecken für langanhaltende Flexibilität

Katzen und Hunde rekeln, strecken und dehnen sich regelmäßig. Und auch Menschen tun das – vor allem morgens nach dem Aufstehen oder wenn länger gesessen wurde. Dieser natürliche Impuls entspannt beanspruchte Muskelpartien. Da das Leben heute vor allem im Sitzen verbracht wird und auch Rentner in der Regel ein sitzendes Arbeitsleben hinter sich haben, haben sich die Muskeln mit der Zeit verkürzt. Sie fühlen sich zudem verspannt an. Dies gilt es im Alter anzugehen, und zwar mit gezielten Dehnübungen. Besonders betroffene Muskelpartien sind der Nacken, die Brustmuskeln, der Rücken und die Waden. Durch die Dehnübungen werden die verspannten Muskeln gestreckt und entspannt. Gleichzeitig werden durch das Dehnen die Beweglichkeit und Flexibilität der Wirbelsäule erhalten und zum Teil sogar verbessert. Das wiederum sorgt für einen sicheren Gang und erleichtert das Treppensteigen.

Sportwissenschaftler raten auch aus weiteren Gründen zu einem regelmäßigen Dehnen. Denn so gut wie jede Bewegung des Alltags erfordert geschmeidige und entspannte Muskeln. Sei es, um das Geschirr in den Hängeschrank zu räumen, um vom Sessel aufzustehen oder Einkaufstaschen aus dem Auto zu ziehen. Wenn die Muskeln und Gelenke versteift sind, gelingen diese einfachen Bewegungen irgendwann nicht mehr. Das bedeutet: Bewegungs- und Dehnungsmangel führt bei älteren Menschen langfristig zu einer Bewegungseinschränkung und Versteifung der Gelenke. Regelmäßiges Dehnen hingegen verbessert die Beweglichkeit, die Muskeln werden dadurch elastischer, die Gelenke flexibler. Das Dehntraining sollte im Ruhestand zu einer Gewohnheit werden.

- Wer die eigene Mobilität möglichst lange aufrechterhalten will, muss sich regelmäßig dehnen.
- Zwei bis drei Trainings pro Woche sind nötig, um mit dem Dehnen gute Ergebnisse zu erzielen.
- Bei statischem Dehnen sollten die jeweiligen Positionen mindestens 30 Sekunden lang gehalten werden.
- Es sollte nur so weit gedehnt werden, bis man eine leichte Spannung fühlt.

- Sport alleine genügt nicht, um die Beweglichkeit zu erhalten. Deshalb dehnen sich Sportler nach dem Training.
- Eine Dehnübung für zwischendurch: Sich aufrecht auf das vordere Ende des Stuhles setzen und beide Arme seitlich nach unten hängen lassen. Dann mit der linken Hand zur rechten Stuhllehne greifen und den Oberkörper ebenfalls nach rechts drehen. Der Kopf folgt der Bewegung. Diese Position sollte für fünf Sekunden gehalten werden. Anschließend wird das Gleiche auf der linken Seite wiederholt. Eine gute Dehnung entsteht bei drei- bis fünfmaligem Wiederholen auf jeder Seite.
- Yoga eignet sich optimal zum Dehnen des gesamten Körpers.
- Das Buch „Stretching für Senioren" enthält zahlreiche, einfach auszuführende Übungen für mehr Beweglichkeit im Alter.

12

Regelmäßig in der Sauna schwitzen

Schwitzen ist gesund und stärkt das Immunsystem. Ein regelmäßiger Sauna- oder Dampfbadbesuch sollte deshalb im Ruhestand zur Gewohnheit werden – und das nicht nur, wenn es draußen eisig kalt ist. Denn intensives Schwitzen hält jung, tut den Gelenken und der Haut gut und entschlackt den Körper. Es hilft zudem, zu entspannen und abzuschalten. Wer regelmäßig ein Schwitzbad nimmt, stärkt außerdem die Abwehrkräfte und verbessert die Durchblutung. Die gesundheitsfördernde Wirkung des Schwitzens ist seit Jahrtausenden bekannt. Denn Symptome von Krankheiten wie verkalkte Gelenke, Rheuma, Muskel- und Sehnenverkürzungen lassen sich durch das Saunieren verbessern. Und es gibt keine Altersgrenze für die Sauna. Selbst als 80-Jähriger darf noch das Schwitzbad besucht werden.

Wer mit dem Saunieren nicht vertraut ist, sollte es langsam angehen und zuerst eine Sauna mit mittlerer Temperatur aufsuchen. Auch ist es als Einsteiger ratsam, nicht länger als zehn Minuten und auf den unteren Bänken in einer Sauna zu verbleiben. Außerdem sollten ausreichend Ruhepausen zwischen den Saunagängen eingelegt werden. Wem schwindelig wird oder wer sich plötzlich unwohl fühlt, sollte die Sauna verlassen.

- Wer nicht ans Saunieren gewöhnt ist, sollte sich vorsorglich vom Hausarzt den Blutdruck untersuchen lassen. Auch wer sich gesund fühlt, kann unter hohem Blutdruck leiden. Dieser könnte bei intensivem Schwitzen ein Gesundheitsrisiko darstellen.
- Wärme tut bei degenerativen Erkrankungen und bei einem Verschleiß der Gelenke sehr gut.
- Wer das Saunieren ausprobieren will, kann in vielen Bädern von kostengünstigen Seniorentarifen profitieren.
- Die meisten Thermalbäder bieten einen Sauna-Einführungskurs an.

13

Augentraining für den Durchblick

Die Augen zählen zu den wichtigsten Sinnesorganen des Menschen, sie nehmen alles auf, registrieren alles. Doch wenn die Augen zu stark oder nur einseitig gefordert werden, wie durch ständiges Nahsehen auf ein Buch oder den Computer, nimmt die Sehkraft mit der Zeit ab. Um diese möglichst lange zu erhalten, sollten jeden Tag Sehpausen eingelegt und der Blick entspannt werden. Oft reicht es aus, mehrmals am Tag in die Wolken oder Baumwipfel zu blicken. Das entspannt die Augen. Überdies lässt sich mit gezielten Übungen die Muskulatur rund um das Auge trainieren, sodass dieses mit genug Sauerstoff versorgt wird. Das verbessert die Sehkraft ebenfalls. Vor allem der häufig vorkommenden und gefürchteten Altersweitsichtigkeit lässt sich durch gezieltes Training der Augen entgegenwirken.

- Zur Erfrischung ermüdeter Augen sollten die Innenflächen der Hände aneinander gerieben werden, bis sie warm werden. Danach legt man die warmen Hände auf die geschlossenen Augen, ohne dass dabei die Augenlider berührt werden. Die Augen bleiben dafür locker geschlossen. Der Atem fließt ruhig und gleichmäßig. Die Übung sollte über rund zwei Minuten gehen.
- Für die Verbesserung der Augenmuskulatur hilft es, die Augen zu schließen und die Augäpfel in einer Pendelbewegung von rechts nach links zu bewegen. Anschließend dieselbe Übung mit offenen Augen wiederholen und dabei abwechselnd nach oben und unten sehen.
- Augenübungen sollten täglich erfolgen und bis zu zehnmal wiederholt werden. Zehn Minuten Training pro Tag genügen, um die Sehkraft zu stärken.
- Nach jeder Augenübung sollte eine kurze Entspannungspause eingelegt werden.
- Sehschwächen wie Kurzsichtigkeit, Weitsichtigkeit oder Schielen kann mit den Augenübungen entgegengewirkt werden.

14

Die Kraft des Lachens

Lachen hält gesund und sorgt für schöne Lachfalten im Gesicht. Allerdings lachen die meisten Menschen viel zu wenig, sodass im Alter die Sorgenfalten immer größer werden. Einfach nur lachen ist auch gar nicht so einfach, wenn es nichts zum Lachen gibt. Oder? Falsch! Ob Kabarett, Comedy oder das Leben, aber auch man selbst – es gibt viele Situationen, die einen zum Lachen bringen können. Doch warum ist Lachen so gesund? Wer lacht, spannt im ganzen Körper rund 300 Muskeln an. Alleine 17 davon stecken im Gesicht. Bei ausgiebigem Lachen kommt es wie beim Leistungssport sogar zu einem Muskelkater am nächsten Tag. Des Weiteren wird beim Lachen die Atmung schneller und es wird mehr Luft aufgenommen. Das erhöht den Gasaustausch und dehnt die Lungenflügel. Der Sauerstoff gelangt beim Lachen viel besser in die roten Blutkörperchen. Das Herz erhöht die Arbeit und pumpt das sauerstoffreiche Blut durch den ganzen Körper, was wiederum den Stoffwechsel anregt und den gesamten Organismus aktiviert. Nach dem Lachen entspannt man und es senkt sich der Blutdruck herab. Deshalb wird das Lachen auch gezielt in der Medizin eingesetzt, zum Beispiel bei Herzinfarktpatienten. Zudem hat Lachen psychologische Auswirkungen und stimuliert die Glücksgefühle sowie das Wohlbefinden. Das limbische System im Gehirn produziert während des Lachens Endorphine. Diese stoppen die Ausschüttung von Stresshormonen und helfen, kurzfristig Schmerzen zu lindern. Sogar das Immunsystem profitiert vom Lachen, weil sich dadurch neue Antikörper bilden.

Mit den richtigen Witzen und Spaß im Leben kann das Lachen trainiert werden. Und wer im Ruhestand viel lacht und glücklich ist, wird länger und besser durch den dritten Lebensabschnitt kommen und neue Freude dazugewinnen.

- Lachen stärkt die Abwehrkräfte, senkt den Stresspegel und produziert außerdem Glücksgefühle.
- Bei herzhaftem Lachen lassen sich rund 50 Kalorien verbrennen.
- Lachen fördert die Durchblutung und senkt den Blutdruck.
- 20 Sekunden Lachen sind mit rund drei Minuten schnellem Rudern zu vergleichen.
- Die Verdauung wird durch das Lachen angeregt.
- Lachen lindert Kopfschmerzen und Müdigkeit.
- Bei herzhaftem Lachen können Schmerzen um bis zu 30 Prozent gesenkt werden.

Übung für das Lachen: Schauen Sie in den Spiegel und ziehen Sie die Mundwinkel so lange hoch, bis die Zähne zu sehen sind. Und schon ist ein Lächeln im Gesicht erschienen. Auch wenn einem nicht nach Lachen zumute ist, das mechanische Ausführen des Lachens erzeugt im Anschluss die dazugehörige Emotion. Wiederholen Sie das künstliche Lachen einfach mehrmals. Sie werden sich danach glücklicher und besser fühlen.

15

Krafttraining für körperliche Stabilität

Lange kraftvoll zu sein, wer wünscht sich das nicht? Und mit zunehmendem Alter fällt es immer schwerer, den Alltag zu bewältigen. Damit in der Rente möglichst lange die Kraft erhalten bleibt und das Tragen der Einkäufe oder die Gartenarbeit weiterhin leichtfallen, ist

Krafttraining angesagt. Denn die Muskelkraft verringert sich um bis zu 40 Prozent, wenn diese nicht trainiert wird. Die Muskeln lassen sich auf verschiedene Weise trainieren. Das von Forschern der Uni Bonn und der Sporthochschule Köln initiierte Projekt „Fit für 100“ eignet sich allerdings am besten: Es wurde nämlich speziell für Menschen ab 60 Jahren entwickelt, damit diese fit bleiben und den Körper gezielt stärken. Das Programm eignet sich nicht nur für angehende Ruheständler, sondern auch für Hochbetagte. Selbst 90-Jährige können damit ihre Muskelmasse aufbauen und ihre Kraft trainieren. Grundsätzlich reicht es, zweimal in der Woche die Muskelkraft zu stärken. Durch die Kräftigungsübungen kommt es zu einer größeren Lebensqualität.

- Das Projekt „Fit für 100“ bietet attraktive sportliche Angebote für Menschen ab 60 Jahren an. Es lässt sich über die Website https://www.ff100.de aufrufen.
- Das Thema Kraft- und Gesunderhaltung sollte in der Rente nicht unterschätzt werden.

Frisch und quicklebendig bleiben Ruheständler auch, wenn sie regelmäßig ins kühle Nass springen und ihre Bahnen ziehen. Denn Schwimmen fördert die Gesundheit und stärkt viele Muskeln und Gelenke. Zudem werden Herz und Kreislauf aktiviert. Außerdem macht Schwimmen großen Spaß. Durch das kühle Nass zu gleiten, unterstützt überdies die Durchblutung und Nährstoffversorgung des Körpers. Viele Ärzte raten Menschen in der Rente zu Wassersport. Aber nicht nur aus körperlichen Gründen, sondern auch aufgrund der seelischen Wirkung: Denn beim Schwimmen werden Stresshormone abgebaut – das steigert die Lebensfreude. Viele Bäder haben Angebote für Rentner und Senioren mit speziellen Badezeiten, Fitnesskursen und Vergünstigungen.

16

Aus der Natur pflücken

Die Natur bietet einen reichhaltigen Speiseplan an. Und im Ruhestand kann ausgiebig durch Flur und Wälder gestreift und sich nach Kräutern, Fallobst und Pilzen umgesehen werden. Mit diesen frischen Zutaten lassen sich köstliche Gerichte zubereiten, die natürlich noch besser schmecken, weil sie selbst gesammelt wurden. In den heimischen Wäldern wachsen viele Pilze. Mit einem Pilzführer ausgestattet lässt sich schnell herausfinden, welche Pilze giftig oder ungenießbar sind und welche sich in der Pfanne braten lassen. Aber nicht nur Pilze finden sich in den Wäldern. Viele Pflanzen, die am Wegrand oder auf Lichtungen wachsen, lassen sich pflücken und verzehren. Sie verleihen den Speisen das besondere Etwas und sorgen für köstlichen Gaumengenus und echte Geschmackserlebnisse. Unter anderem finden sich in den Wäldern Wildkräuter, Bärlauch, wilde Möhren, Löwenzahn, Holunder, Brennnesseln, Brombeeren, Erdbeeren und Himbeeren. Das Pflücken macht großen Spaß. Zudem ist man an der frischen Luft. Der Spaziergang ist auch erholsam für Körper und Geist und sorgt für Entspannung im Alltag.

Am besten ist es, immer nur so viel zu ernten, wie gerade gebraucht wird, damit sich auch andere Menschen an den wilden Lebensmitteln erfreuen können und sich Pilze und Pflanzen zudem vermehren. Denn das Sammeln im Wald sollte nicht unbotmäßig erfolgen. Sonst können die Pflanzen in der nächsten Saison keine neuen Früchte mehr hervorbringen. Beim Sammeln von Pilzen gibt es mittlerweile Obergrenzen: Pro Tag dürfen maximal zwei Kilogramm Pilze für den Eigenbedarf gesammelt werden.

- Geerntet werden kann das ganze Jahr über. Von Januar bis Dezember: Die Natur ist reich an verschiedenen Kräutern, Obst und Gemüse.
- Bücher wie: „Geh raus, deine Stadt ist essbar" oder „Ernten aus der Natur: Sammeln in Feld, Wald und Flur" helfen bei der Suche nach Essbaren.
- Volkshochschulen und der Naturschutzbund bieten Kurse für die Pilzsuche und Kräuterwanderungen an. Dort lernen Teilnehmer die verschiedenen Pilzarten und Kräuter kennen und zu unterscheiden.
- Ernährungswissenschaftler empfehlen den Verzehr von heimischen Pilzen. Besonders gesund sind Steinpilze und Pfifferlinge. Sie haben wenige Kalorien und enthalten viele Mineralstoffe, Vitamine und Spurenelemente.

17

In Gesellschaft genießen

In Gesellschaft mit Freunden genießen – was gibt es Schöneres im Ruhestand? Das Treffen mit Bekannten und Freunden kann im Freien, im Restaurant oder abends im Wohnzimmer stattfinden. Die Rente bietet viele Möglichkeiten für gesellige Runden. Und gemeinsam schmecken das Essen und der Wein auch einfach besser. Zudem fördert gemeinsames Essen den Appetit und lädt zu spannenden Gesprächen ein. Die gemeinsamen Interessen und Erfahrungen erschaffen zudem eine starke Verbindung. Und natürlich sorgen die regelmäßigen sozialen Kontakte für eine Steigerung der Lebensenergie.

Regelmäßige Zusammenkünfte bringen Körper und Geist auf Hochtouren und machen Lust auf Essen und Genuss. Im Internet gibt es zahlreiche Rezepte für gemeinsame Abende, Nachbarschaftstreffs oder Ausflüge.

- Bildungs- und Bürgerzentren veranstalten oft Abende für gemeinsames Kochen. Dort können neue Leute kennengelernt werden.
- Der Appetit kommt nicht erst beim Essen, sondern beginnt schon beim Planen und Einkaufen.
- Für die Vorbereitung des Essens sollte sich genügend Zeit gelassen und der Moment zelebriert werden.
- Ein liebevoll gedeckter Tisch mit Blumen und farbigen Servietten macht den geselligen Abend zu einem Highlight.
- Aus vielen Bekanntschaften in der Nachbarschaft können im Ruhestand gute Freundschaften entstehen. Die Nähe zueinander macht es außerdem möglich, sich spontan zum gemeinsamen Kaffeetrinken oder Abendessen zu verabreden.

18

Einen Personaltrainer für das Smartphone anschaffen

Mit einem persönlichen Trainer bleibt man im Ruhestand fit wie ein Turnschuh. Zudem gibt ein Personaltrainer die passenden Tipps und Anleitungen für sportliche Aktivitäten. Der Fitness-Coach ist darüber hinaus auch nicht teuer: Denn dieser ist mittlerweile im Taschenformat erhältlich – sprich, einen Menschen braucht es dafür nicht mehr, sondern lediglich eine passende App für das Smartphone. Diese ist in der Regel kostenlos oder gegen einen geringen Aufpreis erhältlich. Sie bietet ein intelligentes und auf die eigenen Bedürfnisse abgestimmtes Bewegungsprogramm. Zudem sind bei vielen mobilen Personaltrainern Schrittzähler enthalten. Die Fitness-

Apps messen überdies die bewältigten Höhenmeter, die zurückgelegten Wegstrecken, den Kalorienverbrauch und den Pulsschlag. Sie bilden eine ideale Möglichkeit, um bewusst mit seinem Körper umzugehen. Des Weiteren sind sie eine ideale Alternative zum Fitnessstudio oder Verein, vor allem wenn dafür Zeit und Geld fehlen. Denn mit der Fitness-App lässt sich selbstständig zu Hause oder draußen trainieren, selbst wenn nur ein kleines Zeitfenster zur Verfügung steht. Anfänger sollten aber, bevor sie richtig loslegen, einen Arzt aufsuchen. Das gilt besonders für jene, die längere Zeit sportlich nicht aktiv waren oder wenn bereits körperliche Beschwerden wie Rückenschmerzen oder Knieprobleme vorliegen. Ein Sportarzt kann sinnvoll beraten und aufklären, welche Fitness guttut und welche eher von Nachteil für die Gesundheit oder Beschwerden sein könnte.

- IN FORM ist eine deutsche Initiative für gesunde Ernährung und mehr Bewegung. Auf www.in-form.de haben Experten eine Liste mit empfehlenswerten Fitness-Apps, unter anderem auch für Ruheständler, zusammengestellt. Zudem finden sich Tipps zu gesunder Ernährung und Bewegung.
- Ein Fitnesstraining per App verlangt Disziplin. Denn damit das Training effektiv ist, sollten mindestens zwei- bis dreimal die Woche Übungen absolviert werden. Da kein anderer dabei ist, der motiviert oder kontrolliert, muss man sich selbst motivieren, auch wenn es zu einem Durchhänger kommt.
- Einige Personaltrainer-Applikationen verfügen über eine Community und Erinnerungsfunktion oder machen die sportlichen Erfolge sichtbar.

19

Die Umgebung mit neuen Augen kennenlernen

Wer seit vielen Jahren im selben Ort oder in derselben Stadt wohnt, der hat den Blick für Neues längst verloren. Da könnte um die Ecke ein neues Geschäft aufmachen, viele würden es wahrscheinlich erst einmal nicht bemerken. Damit der Blick für Neues und Besonderes nicht verloren geht, lässt sich die Rente dazu nutzen, die Umgebung mit anderen Augen kennenzulernen. Eine Möglichkeit dafür sind die Teilnahme an Stadtführungen und die Besichtigung von Sehenswürdigkeiten. Insbesondere Führungen bieten sich an, da sie oft wenig bekannte Details einer Stadt präsentieren. Aber auch ein bewusster Spaziergang alleine durch die Stadt – sei es zu Fuß oder mit dem Fahrrad – eröffnet neue Perspektiven. Wer sich vornimmt, die Straßen, Viertel und Gebäude durch die Augen eines Künstlers oder Architekten zu sehen, wird sicher Neues entdecken und seinen Geist öffnen.

- Es gibt viele Möglichkeiten, Vertrautes neu zu erkunden.
- Führungen mit einem Themenschwerpunkt werden mittlerweile so gut wie überall angeboten.

20

Spielplatz nicht vergessen!

Zum Schluss bitte den Spielplatz nicht vergessen: Denn Spielplätze machen auch im Ruhestand noch Spaß! Schließlich gibt es auf vielen Mehrgenerationenspielplätzen nicht mehr nur für die Enkel Spielsachen. Auch Erwachsenen bieten diese Spielplätze Spiel- und Sportmöglichkeiten an. So kommen sowohl die Enkelkinder als auch man selbst voll auf seine Kosten. Und für die Enkel gibt es nichts Schöneres auf der Welt, als sich mit ihren Großeltern gemeinsam auszutoben. Viele Gemeinden und Städte bieten Spielplätze für alle Generationen an. Sie sind lebendige Orte und bringen Menschen unterschiedlichsten Alters zusammen. Nachbarschaftliches Miteinander wird dort großgeschrieben. Und ganz nebenbei stellen sie eine attraktive Bewegungsmöglichkeit dar. So bleiben Ruhestands-Opas oder Rentner-Omis fit – und das, während die Enkelkinder spielen.

- Turnen an freier Luft wurde von Friedrich Ludwig Jahn eingeführt. Sein Zeitgenosse Christoph Faust sorgte für die Errichtung von passenden Kinderspielplätzen und Tennisplätzen. 1817 weihte er den ersten Turnplatz in Niedersachsen ein.
- Der Besuch eines Mehrgenerationenspielplatzes mit den Enkeln ist ein ideales Mittel gegen Bewegungsmangel im Alter. Zudem macht dieser Spielplatz großen Spaß.
- Übrigens, wer keine eigenen Enkelkinder hat, kann sich als Leih-Opa oder Leih-Oma vermitteln lassen. Denn viele Kinder aus der Umgebung oder sogar im Wohnort haben keine Großeltern mehr.

Ausgefallene Ideen für die Abenteurer unter den Rentnern

„Jedes Abenteuer ist nur eine Entscheidung von dir entfernt!"

(Lisz Hir)

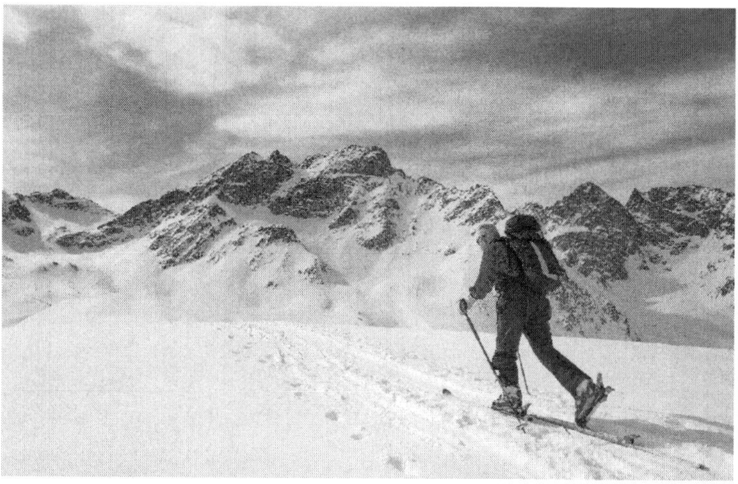

Nicht jeder Rentner kann von sich sagen, dass er dies oder jenes einmal gemacht hat – für die Junggebliebenen und Abenteurer unter den Ruheständlern passen ausgefallene Ideen wie die Faust aufs Auge. Sie können ihrer Familie, ihrem Partner und den Freunden danach stolz erzählen, was sie erlebt und ausprobiert haben. Es braucht auch keinen vernünftigen Grund für diese Unternehmungen. Abenteuer – egal ob Fallschirmspringen, Rafting oder Motorradfahren – sind der beste und mitunter sogar einzige Weg, um den eigenen Horizont zu erweitern. Und die Erlebnisse sind zudem durch nichts zu ersetzen. Sie lassen einen spüren, dass man noch am Leben ist, und geben einem intensive und unbezahlbare Gefühle. Abenteuer ermöglichen es, dem Alltag zu entfliehen. Negative Gedanken und Sorgen sind während des Erlebnisses für eine Zeit vergessen. Man ist völlig in dem Moment und fordert sich selbst heraus. Oft stellt man sich auch den eigenen Ängsten. Mit jedem Abenteuer wächst man deshalb ein Stück weiter und lernt sich besser kennen. Erlebnisse dieser Art bereichern daher den Ruhestand.

1

Mit dem Wohnmobil flexibel reisen

Ein Wohnmobil gibt einem im Ruhestand ein Stück Freiheit zurück. Endlich lässt sich ein Reisetraum erfüllen und bequem mit dem Partner oder der Partnerin durch ganz Europa fahren und dort haltmachen, wo es schön ist. Viele Rentner schaffen sich deshalb ein Wohnmobil oder einen Wohnwagen an. Denn das flexible Gefährt bietet denselben Komfort wie ein Hotelzimmer. Nur mit dem Unterschied, dass sich damit hinfahren lässt, wo man möchte. Wohnmobile sind in verschiedenen Größen, Arten und Preiskategorien erhältlich. Wer sich kein neues Wohnmobil leisten kann oder will, kann sich jederzeit für ein gebrauchtes Modell entscheiden. Hier gibt es gut erhaltene Fahrzeuge ab einem Preis von rund 15.000 Euro. Sollte kein Abstellplatz für das „fahrbare Haus" vorhanden sein, lässt sich ein Wohnwagen oder ein Wohnmobil mieten. So findet man zudem heraus, ob der Traum vom

Reisen im Wohnmobil tatsächlich das Richtige ist. Der Trend geht jedenfalls immer mehr in Richtung flexibles Reisen. Ruheständler, die mit dem Wohnmobil durch die Gegend fahren, nutzen es, um Orte zu erkunden und an versteckten Plätzen zu schlafen, die nur dank des Feriengefährts erreichbar sind. Da mittlerweile in fast allen Ländern gut ausgebaute Straßen vorhanden sind, stellt es keine große Schwierigkeit mehr dar, ein Wohnmobil zu fahren. Wer Ziele außerhalb Europas im Auge hat, kann sein Wohnmobil verschiffen lassen und so in exotische Länder wie Australien, Südamerika oder auch die USA reisen. Egal, wohin die Reise geht, wer erst einmal auf den Geschmack gekommen ist, der will keine andere Art des Urlaubs mehr erleben. Für viele Rentner stellt das Reisen mit dem Wohnmobil ein Stück wildes Leben dar. Damit lässt sich endlich dem Fernweh frönen und das an Reisen nachholen, was man als junger Mensch vermisst hatte.

- Um eine Vorstellung von den Modellen zu bekommen, lohnt es sich, Messen zu besuchen, um verschiedenste Fahrzeuge anzusehen, mit den Händlern zu sprechen und sich beraten zu lassen.
- Zu beachten ist, dass ab einer bestimmten Größe eine spezielle Fahrerlaubnis nötig ist.
- Verreisen lässt sich mit dem Wohnmobil wunderbar. Sei es im Heimatland oder in den europäischen Nachbarländern.
- Zu den beliebtesten Wohnmobil-Reiseländern bei Ruheständlern zählen: Österreich, Italien, Frankreich, Kroatien und Spanien.
- Viele Rentner überwintern mit ihrem Wohnmobil in den südlichen Ländern. Entweder mieten sie dafür einen fixen Stellplatz auf einem Campingplatz an oder fahren damit von Ort zu Ort.
- Für Reisen außerhalb Europas gibt es spezielle Unternehmen, die das Wohnmobil in das Zielland

verschiffen. Ein guter Ansprechpartner ist das Sea-Bridge-Motorhome-Tours Unternehmen aus Düsseldorf (seabridge-tours.de). Die Firma organisiert alles, was mit dem Verschiffen zusammenhängt. Das Unternehmen bietet zudem Wohnmobil-Trips und Rundreisen in der Gruppe und mit einem Reiseführer an.

2

Ja zum Traumschiff: Kreuzfahrt ins Paradies

Wer sich noch an die ZDF-Serie „Das Traumschiff" erinnert, wo jede Woche ein neuer Sehnsuchtsort auf der Welt bereist wurde, der weiß, dass eine Kreuzfahrt die ideale Möglichkeit bildet, um exotische Fernziele zu bereisen. Jeden Tag wird ein neuer Ort, eine neue Insel besucht und man macht einen anderen Ausflug. Der Rest der Zeit lässt sich gemütlich an Bord verbringen, wo man sich verwöhnen lässt und den Luxus genießt. Entgegen vielen Klischees ist eine Kreuzfahrt auch nicht unbedingt teuer. Vor allem, wenn man bedenkt, dass wirklich alles, vom Frühstück über das Mittag- und Abendessen bis hin zur Unterkunft und vielen Ausflügen, im Preis enthalten ist. Zudem entspricht die Qualität der Kreuzfahrten der eines Viersternehotels oder mehr, oft sogar inklusive Animationsprogramm und Sport. Viele Ruheständler entscheiden sich aufgrund des Komforts und des sorgenlosen All-inclusive-Pakets für eine Kreuzfahrt. Denn diese Art des Reisens ist abwechslungsreich, aber gleichzeitig erholsam und stressfrei. Zudem zählen Kreuzfahrtschiffsreisen zu den sichersten Reiseformen überhaupt. Wer will, kann an verschiedensten Programmen teilnehmen und ungewöhnliche Einrichtungen an Bord wie ein

Brauhaus oder eine Rollschuhbahn besuchen oder einfach nur auf einem der Decks faulenzen und in einem Buch schmökern. Auch die geführten Touren an Land sind kein Muss. Jeder kann seinen Ausflug individuell gestalten oder einen Tag aussetzen.

Wer Angst hat, auf einer Schiffsreise zu den jüngsten Ruheständlern zu gehören, muss sich darüber nicht den Kopf zerbrechen. Denn Kreuzfahrten sind seit ein paar Jahren wieder bei jüngeren Leuten beliebt geworden. Der Großteil der Passagiere ist mittlerweile zwischen 40 und 60 Jahren alt.

- Eine Kreuzfahrt kann je nach Budget oder Ziel (Karibik, Mittelmeer oder Nil) gebucht werden. Oft gibt es gute Last-Minute-Angebote.
- Es gibt große und kleine Schiffe, je nach eigenen Wünschen und Vorstellungen. Zudem kann sich für eine Flusskreuzfahrt oder eine Kreuzfahrt auf dem Meer entschieden werden.
- Langeweile kommt bei dem großen Angebot an Aktivitäten und Freizeitmöglichkeiten an Bord eines Kreuzfahrtschiffs nicht auf.
- Von Vorteil ist, dass Aktivitäten nicht mitgemacht werden müssen und es viele Orte und Bereiche zum Entspannen auf dem Kreuzfahrtschiff gibt. Selbst ein Sauna- und Spabereich ist vorhanden.
- Auf fast allen Kreuzfahrtschiffen lässt sich rund um die Uhr essen. Ob Frühaufsteher oder Langschläfer – jeder bekommt seine Mahlzeit.
- Kreuzfahrtreisen bieten sich auch für alleinstehende Rentner an. Denn gegessen wird an großen Tischen, sodass es unweigerlich zu Kontakt mit vielen Menschen kommt. Grundsätzlich ist die Urlaubsatmosphäre auf Gemeinsamkeit ausgelegt.

Im Jahr 2020 wurde mit dem Kreuzfahrtschiff MS Lebenstraum das erste Kreuzfahrtschiff eröffnet, das als dauerhafte Seniorenresidenz fungiert. Gebaut wurde das Schiff vom Veranstalter TED Cruises für rund 350 Personen, davon sind rund 220 Beherbergungen für Passagiere. Überall auf dem Schiff herrscht Barrierefreiheit. Die Crew wurde speziell geschult und darunter ist auch ausgebildetes Pflegepersonal. Eine Krankenstation und ein Operationssaal befinden sich an Bord. Der Altersheimaufenthalt kostet hier, je nach Kabine, zwischen 2.900 und 3.900 Euro im Monat. Im normalen Pflegeheim zahlt man ungefähr das Gleiche. Warum also nicht ein Kreuzfahrtschiff als Altersheim nutzen?

3

Geocaching für Schatzsucher

Geocaching ist eine moderne Bezeichnung für die Schatzsuche. Jedoch zieht man hier nicht auf gut Glück los, sondern ist mit einem entsprechenden GPS-Gerät und den passenden Koordinaten ausgestattet. Das Geocaching ist nämlich wie ein Spiel organisiert. Innerhalb der Community gibt es sogenannte Geocacher, die etwas verstecken. Das können eine Dose, eine Brosche oder ein Notizbuch und dergleichen sein. Die Verstecker veröffentlichen danach die Koordinaten ihres Verstecks im Internet und andere Geocacher machen sich mit ihrem GPS-Gerät auf die Suche danach. Sobald sie das Versteck mit dem Schatz gefunden haben, tragen sie sich vor Ort in das Logbuch mit ihrem Nicknamen und dem Funddatum ein. Danach wird der Schatz wieder an dieselbe Stelle zurückgelegt oder durch einen anderen Schatz ausgetauscht, damit die nächsten Geocacher auch etwas davon haben. Es geht beim Geocaching also nicht so sehr um den versteckten Gegenstand, sondern eher um das Suchen und die Freude am Finden des Verstecks.

Wer glaubt, dass die Hobby-Schatzsuche das Richtige für den Ruhestand ist, sich gerne bewegt und kein Problem hat, draußen unterwegs zu sein, sollte sich dem GeoCaching widmen. Denn das Outdoor-Abenteuer lässt sich mittlerweile auf der ganzen Welt durchführen. Es führt einen in unbekannte Gegenden und an geheimnisvolle Plätze. Ob Wald, See oder Stadt – das Aufspüren des Gegenstands ist nicht ganz leicht, sodass keine Langeweile aufkommt. Denn die Koordinaten verraten zwar den Ort, doch wo sich der kleine Schatz genau versteckt hält, müssen die Geocoacher selbst herausfinden. Wer also am Zielort angekommen ist, muss sich in einigen Metern Umgebung genau umsehen. Oft dienen hohle Baumstämme, Brückengeländer oder Straßenunterführungen als Versteck. Wer sich auf eine ganz besondere Art der Schatzsuche begeben will, wählt ein Rätsel- oder Mystery-Cache im Internet aus. Dabei muss der Schatzsucher ein Rätsel lösen, bevor er den Schatz finden kann.

- Geocaching ist für Rentner ideal. Es ist einfach eine tolle Motivation, nach draußen zu gehen, die Welt um sich herum neu zu entdecken und einen Schatz zu finden.
- Mittlerweile sind viele Smartphones mit GPS ausgestattet, sodass kein spezielles GPS-Gerät mehr gebraucht wird.
- Neben einfachen Standorten mit nur einem Schatz, gibt es auch sogenannte „Multis", also mehrere Orte (wie die Schnitzeljagd), an denen sich von Hinweis zu Hinweis vorgearbeitet wird, bis man am Ende den eigentlichen Cache findet.
- Schätze mit passenden Koordinaten lassen sich auf geocaching.com oder opencaching.de finden.

- Normalerweise gibt es in der Umgebung des eigenen Zuhauses bereits einige Verstecke.
- Die Schatzkarte aufs Handy geladen, schon kann es losgehen. Das Geocaching ist deshalb von jedem und jederzeit ausführbar. Da es den nötigen Spannungsfaktor mitbringt, kann die Schatzsuche zusammen mit den Enkelkindern (welches Kind lässt sich nicht von der Schatzsuche begeistern?) oder der Partnerin bzw. dem Partner begangen werden.
- Weltweit gibt es über sechs Millionen aktive Geocacher.
- Die Koordinaten sind in Längen- und Breitengraden angegeben. Das am häufigsten verwendete System ist das GMS-System.
- Es gibt Verstecke verschiedenster Schwierigkeitsgrade, sodass Schatzsucher immer schwierigere Verstecke auswählen können. In einschlägigen Portalen lässt es sich mit anderen begeisternden Cachern über Erfolge und Misserfolge austauschen.

4

Für alle auswanderungsfreudigen Rentner: im Ausland leben

In den letzten Jahren sind so viele Rentner wie nie ins Ausland gezogen. Im Jahr 2019 waren es laut der Deutschen Rentenversicherung rund 242.000 Ruheständler, die sich ihre Rente ins Ausland überweisen ließen. Die Auswanderungslust richtet sich vor allem auf Ziele in südlichen Ländern. So verlegen viele Ruheständler ihren Wohnsitz nach Portugal, Spanien, Griechenland oder die Türkei. Aber auch Österreich und die Schweiz liegen bei den deutschen Rentnern als zweite Heimat im Trend. Wer den Ruhestand nutzen und sich ein Ferienhaus zulegen oder sogar komplett ins Ausland ziehen möchte, sollte dies jedoch gut planen. Denn jedes Land hat eine andere Struktur, ein anderes Gesundheitssystem, andere Lebensunterhaltungskosten. Selbst wenn das Klima das gesamte Jahr über angenehm ist, der Meerblick jedoch ein Vermögen kostet oder kein kompetentes Gesundheitssystem vorhanden ist, bringt der Umzug eher Nachteile als Vorteile. Vor allem Rentner mit knappem Geldbeutel sollten den Wegzug ins Ausland gut kalkulieren. Auch sollte klar sein, dass die theoretischen Erwartungen an den idealen Altersruhesitz in der Realität nicht unbedingt erreicht werden. Und sei es alleine aufgrund von Sprachbarrieren. Experten analysierten allerdings, welche Länder in Europa für Ruheständler am besten geeignet sind und günstige Lebenshaltungskosten sowie eine gute medizinische Versorgung haben. Das Ergebnis: Österreich, Polen, Tschechien, Ungarn und Spanien gehören zu den Top-Ländern für Rentner. Insbesondere in den östlichen Ländern lässt es sich um bis zu 30 Prozent günstiger leben. Zudem sind die Länder nicht allzu weit weg, sodass jederzeit die Familie auf einen Besuch vorbeikommen kann. Wer als Rentner hingegen in die USA, nach Südamerika oder Australien auswandern will, sollte sich darüber im Klaren sein, dass dieses Abenteuer nicht leicht zu realisieren sein wird. Am besten ist es, wenn in diesen Zielländern bereits Familienmitglieder oder Freunde wohnen, die beim Umzug und bei allen bürokratischen Angelegenheiten helfen können.

- Der Ruhestand bildet für viele Menschen die Zeit, in der sie sich lang gehegte Wünsche erfüllen können. Immer häufiger wollen sie ihre Rente nicht in Deutschland, sondern im Ausland verbringen. Eine solche Entscheidung sollte sorgfältig bedacht sein.

- Gründe, die für ein Leben im Ausland sprechen: Ein Klassiker ist das Überwintern in einem Land mit angenehmem Klima. Viele Rentner wollen zudem ihr Leben nach dem Arbeitsleben genießen und die bestmögliche Lebensqualität erreichen. Aber auch steuerliche Vorteile, günstigere Lebenshaltungskosten und Urlaubsatmosphäre sowie individuelle Hobbys und Bedürfnisse (Surfen, Skifahren, Tauchen) sind Gründe, die für einen Umzug ins Ausland sprechen.
- Wer nicht dauerhaft im Ausland leben will, kann bis zu drei Monate im Jahr in einem anderen Land leben, ohne sich dort anmelden oder in Deutschland um- oder abmelden zu müssen. In EU-Mitgliedsstaaten wird in dieser Zeitspanne der Krankenversicherungsschutz des eigenen Landes akzeptiert.

5

Fliegen lernen und zum König der Lüfte werden

Fliegen lernen und das Gefühl des Fliegens regelmäßig erleben? Diesen Traum kann man sich im Ruhestand erfüllen und sich hinter das Steuer eines Flugzeuges setzen. Das Fliegen lässt sich auch leichter erlernen als gedacht. Zwar nicht auf beruflicher Ebene oder als Pilot eines Passagierflugzeugs, doch das ist normalerweise ohnehin nicht das Ziel. Flugschulen gibt es mittlerweile viele, sodass das Fliegen in der Nähe des Heimatorts gelernt werden kann. Da die Preise in den Flugschulen variieren, ist es sinnvoll, zuvor die Preise zu vergleichen. Zudem bieten einige Flugschulen kostenlose Schnuppertage oder Einführungskurse an. Wer sich danach entscheidet, eine Fluglizenz zu beantragen, muss nur etwas Zeit mitbringen und Lust haben, dafür etwas zu tun. Denn im Prinzip kann jeder das Fliegen erlernen. So findet sich in den Flugschulen eine bunte Mischung aus Unternehmern, Künstlern, Handwerkern, Ruheständlern, Studenten und Azubis ein. Sie alle lernen das Flugzeug nach und nach kennen, sind beim Tanken und Saubermachen der Maschinen beteiligt und erlernen, einen Flugzeug-Check-up durchzuführen. Zur Auswahl stehen Segelflieger, Motorsegler, Motorflieger oder Ultraleichtflugzeuge. Bis zur Flugprüfung müssen 100 Theoriestunden sowie zahlreiche Flugstunden (um die 45 Stunden) absolviert werden. Ausnahmen gibt es hier nicht. Die Flugtheorie hat es in sich und die Flugschüler müssen insgesamt neun verschiedene Fächer studieren. Für den Flugführerschein müssen alle Fächer bestanden werden, darunter Luftrecht, Kommunikation und Meteorologie. Gelernt und geflogen werden kann das gesamte Jahr über. Wetterbedingt finden aber in den Wintermonaten die Theoriekurse statt. Sind Theorie und Praxis mit Landeanflügen, Kurvenflügen und einem simulierten Motorausfall bestanden, hat man die Fluglizenz erworben. Sie ist danach ein Leben lang gültig. Dem Weg in luftige Höhe steht dann nichts mehr im Wege.

- Ein Flugschein kostet je nach Flugzeugart zwischen 3.000 bis 6.000 Euro. Wer eine internationale Fluglizenz erwerben will, muss rund 10.000 Euro bezahlen.
- Flugbegeisterte Rentner können in den Herbstkursen der Volkshochschulen mehr über das Thema Fliegen lernen. Zudem gibt es in Deutschland etliche Flugplätze und Flugvereine, bei denen das Fliegen erlernt werden kann.
- Wer das Fliegen lernt, wird zahlreiche Abenteuer erleben und viele Geschichten erzählen können.

6

Im Heißluftballon mitfliegen

Wem der Erwerb eines Flugscheins zu anstrengend ist, aber dennoch gerne seine Heimat- oder Lieblingsregion von oben betrachten und dabei ein bisschen Abenteuer erleben möchte, der sollte eine Fahrt im Heißluftballon buchen. In luftiger Höhe kann man an einem schönen Sonnentag – von den Winden getragen – die Landschaft betrachten und die Seele baumeln lassen. Bei dieser Aktivität vermischen sich Abenteuer und Faszination mit Entspannung. Eine Ballonfahrt ist stets ein unvergessliches Erlebnis. Zudem stellt die Fahrt im Ballon die eleganteste Weise dar, um sich am Himmel fortzubewegen. Das Einzige, was einen am Heißluftballonfahren hindern kann, ist vielleicht die Höhenangst. Doch nach einem anfänglichen Unbehagen wird die Angst überwunden und die Heißluftballonfahrt zum Erlebnis. Für den Flug gibt es keine Altersbeschränkung. Und auch Krankheiten sind normalerweise kein Hindernis. Wer an einer Herz-Kreislauf-Erkrankung leidet, sollte aber kurz vorher mit dem Hausarzt sprechen.

- Da die Heißluftballonfahrt in großer Höhe stattfindet und sich das Wetter schnell ändern kann, sollte man sich etwas Bequemes und Wetterfestes anziehen.
- Heißluftballonfahrten sind in der Regel zwischen April und Oktober möglich.
- Da der Ballonkorb groß ist, kann das Erlebnis auch mit den Enkeln, den Kindern oder Freunden geteilt werden
- Da die Fahrt im Heißluftballon nicht ganz günstig ist, wäre es das ideale Geschenk für den nächsten Geburtstag.

7

Formel-1-Rennen besuchen

Männer wie Frauen lieben schnelle Autos und begeistern sich für die Formel 1. Doch die wenigsten kommen auf die Idee, ein Formel-1-Rennen live zu erleben. Oder sie haben keine Zeit. Denn die meisten Rennen finden im Ausland statt. Und die Reise dorthin ist zeitaufwendig und kostspielig. Wer die Formel 1 nur aus dem Fernseher kennt und Fan von Hamilton & Co. ist, sollte den Ruhestand nutzen, um dieses weltweite, beliebte Autorennen vor Ort zu erleben. Wenn sich die Rennfahrer ein Duell gegen die Zeit liefern, man selbst an der Rennstrecke steht, den verbrannten Gummi der Autoreifen riecht und die lärmenden Motorgeräusche hört, ist das ein unvergessliches Erlebnis, das man nicht verpassen sollte. Der rasante Sport bietet immer wieder spektakuläre Momente, vor allem, wenn der amtierende Weltmeister gerade seinen Titel verteidigt. Und nicht nur Fans dürften beeindruckt sein, wenn sie sehen, wie ein Formel-1-Wagen in unter zwei Sekunden auf 100 km/h beschleunigt. Ticktes gibt es für alle 22 Strecken. Zu den beliebtesten Rennstrecken zählen Abu Dhabi, Bahrain und Singapur. Der Besuch dieser Rennen lässt sich natürlich wunderbar mit einem Urlaub verbinden.

Wer nicht allzu weit reisen möchte, kann sich an den Nürburgring in Deutschland, nach Monaco oder zu einer anderen europäischen Rennstrecke begeben. Tickets gibt es bequem im Internet zu erwerben. Unter anderem sind dort auch Reisepakete mit An- und Abreise und Unterkunft sowie VIP-Karten erhältlich. Speisen und Getränke gibt es reichlich vor Ort. Neben den begehrten Sitzplätzen gibt es Plätze zum Stehen. Diese sind natürlich günstiger.

- Ein Formel-1-Ticket ist nicht ganz günstig. Das preiswerteste Ticket kostet rund 200 Euro. Wer einen guten Platz haben möchte, muss zwischen 350 und 550 Euro bezahlen. VIP-Tickets gibt es ab 1.800 Euro aufwärts.
- Wer vor Ort ist, bekommt Höchstgeschwindigkeiten, Boxenstopps, spannende Duelle, Schikanen und Überholmanöver hautnah mit.
- Für die Rennstrecken außerhalb Europas können Reisepakete gebucht werden, bei denen sowohl die Tickets als auch Hin- und Rückflug, Transfers und Unterkunft enthalten sind.

8

Fliegenfischen lernen

Wer gerne angelt, aber das Besondere dabei vermisst, kann im Ruhestand das Fliegenfischen erlernen und in der Familie sowie unter Freunden für Begeisterung und Staunen sorgen. Das Fliegenfischen ist eine freudvolle und bereichernde Beschäftigung.

Der Weg zum Fliegenfischen beginnt mit einem professionellen Kurs. Zwar ist es möglich, sich diese Art des Fischens selbst beizubringen, doch das gelingt nur den wenigsten. Mithilfe eines Kurses kann man sich hingegen schnell mit den theoretischen und praktischen Grundlagen vertraut machen. Ein Fachmann erklärt und demonstriert verschiedene Techniken und die notwendigen Bewegungsabläufe. So werden das Fliegenfischen und die Faszination dieses Sports schnell verständlich und nachvollziehbar. Die Art und Weise, wie gefischt wird, ist nämlich sehr speziell. Mithilfe einer Fliegenschnur wird eine Kunstfliege oder ein Kunstinsekt auf oder unter dem Wasser als mögliche Beute präsentiert. Der Angler vollzieht dabei das typische, rhythmische Schwingen der Rute. Viele, die dem Fliegenfischen nachgehen, vergleichen es mit meditativen Zuständen und dem Gefühl, eins zu sein mit der Natur. Denn im Gegensatz zum herkömmlichen Angeln stehen beim Fliegenfischen die Natur und Ruhe im Fokus. Auch ist man ständig in Bewegung, wandert den Fluss auf und ab, beobachtet das Gewässer, registriert die Regungen an der Wasseroberfläche und setzt sein Können ein, damit der Fisch anbeißt. Das Rauschen des Wassers und die frische Luft wirken beruhigend und schaffen einen idealen Ausgleich zu Stress und Alltag. Klingt idyllisch und ist tatsächlich für immer mehr Ruheständler ein Hobby, das sie als eine Art Oase zur Erholung erachten. Das Angeln des Fisches wird so schnell zum Nebeneffekt. Oft wird der Fisch nach dem Angeln wieder in die Freiheit entlassen. Selbstverständlich darf er aber auch auf dem Tisch landen. Das entscheidet jeder Fliegenfischer für sich selbst.

Das Fliegenfischen kann so gut wie an jedem Gewässer erfolgen: Sei es Bach, Fluss oder See, diese Art des Angelns ist sogar im Meer möglich. Außerdem ist das Schöne an dieser Sportart, dass sich die meisten Fliegenfischer in einem Verein organisieren und gemeinsam Ausflüge planen.

- Fliegenfischen im Ruhestand ermöglicht es, der hektischen, schnellen Welt vorübergehend zu entfliehen und abzuschalten.
- Das Fliegenfischen sorgt für Wohlbefinden und Tiefenentspannung.
- Um die Grundlagen des Fliegenfischens zu verstehen und zweckmäßig anzuwenden, ist ein Einsteigerkurs sinnvoll. Dieser geht in der Regel über ein Wochenende.
- Beim Fliegenfischen kommt man in Kontakt mit Gleichgesinnten und kann mit ihnen zusammen sein Hobby genießen. Es ist keine Sportart, die alleine durchgeführt werden muss. Außer man möchte das tun und das Fliegenfischen für sich allein als Auszeit vom Alltag nutzen.

9

Besondere Freiheit: Motorradführerschein machen

Einen Motorradführerschein in der Rente zu machen, ist keine Seltenheit. Der Traum vieler Männer und Frauen, mit dem Motorrad die Welt zu erkunden, ist im Alter noch umsetzbar. Die Kosten für den Führerschein sind heute nicht mehr allzu hoch, sodass der Motorradführerschein realisierbar ist. Zwar raten viele davon ab, mit Anfang oder Mitte sechzig einen Motorradführerschein zu machen. Dagegenhalten lässt sich aber, dass Menschen erst im fortgeschrittenen Alter die Reife besitzen, um mit einem Motorrad sicher umgehen zu können. Gelernt wird, wie üblich, in einer Fahrschule. Dort werden nicht nur praktische Fahrstunden absolviert, sondern zudem wird die Straßenverkehrsordnung erneut vermittelt. Zusätzlich muss noch der notwendige gesundheitliche Check beim Amtsarzt absolviert werden.

Ein Vorteil, wenn der Motorradführerschein erst später im Alter gemacht wird: Die Versicherungsprämie fällt günstiger aus, da bei jungen Menschen meistens noch eine Risikoprämie dazukommt. Wer seine Vorliebe für das Motorrad in der Rente ausleben will, sollte sich also nicht davor scheuen und sich an den Führerschein wagen. Danach sind Motorsound, Beschleunigung, Geschwindigkeit und das Gefühl von Freiheit hautnah spür- und erlebbar. Das möchte man als abenteuerverliebter Ruheständler nicht mehr so schnell aufgeben. Mit einem Motorradführerschein ist es dann möglich, sich jede freie Minute auf das Bike schwingen und sich wie ein frisch Verliebter auf das nächste Date mit seiner Maschine zu freuen.

- Da viele Fahrschulen sowohl tagsüber als auch abends und am Wochenende Kurse anbieten, lässt sich der Führerschein in kurzer Zeit absolvieren.
- Die Kosten variieren stark nach Bundesland, Stadt und Fahrschule. Insgesamt müssen mit Kosten von rund 1.300 Euro gerechnet werden.
- Übrigens: Seit 2013 ist die EU-Führerscheinrichtlinie in Kraft. Sie ermöglicht Personen, die einen Führerschein der Klasse 3 haben, ein Motorrad bis 48 PS (und 175 Kilo Gewicht) zu fahren. Die Bezeichnung dieser Fahrerlaubnisklasse ist A2. Wer seinen PKW-Führerschein vor dem 31. März 1980 erworben hat, kann die Fahrerlaubnis der Klasse A2 jederzeit ohne Theorieklassen und zahlreiche Fahrstunden beantragen. Lediglich die 40-minütige Motorradfahrprüfung muss absolviert werden.
- Als Motorradfahrer ist es wichtig, die richtige Ausstattung zu haben. Vor allem Schutzkleidung ist unerlässlich: Dazu zählen Nierengurt, Handschuhe, ein hochwertiger Motorradhelm, Jacke und Hose mit Protektoren sowie Stiefel. Für die kältere Jahreszeit empfiehlt es sich zudem, eine Sturmhaube, warme Socken und Funktionswäsche zu kaufen.

10

Auf die Jagd gehen und Wälder durchstreifen

In Deutschland leben rund 82 Millionen Menschen. Rund 384.000 davon sind Jäger. Der Durchschnittsjäger in Deutschland ist 57 Jahre alt, steht also kurz vor der Rente. Viele Ruheständler, die etwas Gutes für Natur und Umwelt tun wollen, gerne im Wald sind und sich für das Jagen interessieren, absolvieren in der Rente ihren Jagdschein. Sie tun das, um die Wildbestände zu regulieren und Wildschäden in Wald und Feld vorzubeugen. Gründe, um Jäger zu werden, gibt es aber noch andere. Denn Jäger sind aktive Naturschützer und entscheiden sich oft aus traditionellen Gründen für diese Tätigkeit. Schließlich geht es um viel mehr als nur um das Erlegen von Tieren. Die Jagd stellt eine verantwortungsvolle Aufgabe dar und sorgt für ein funktionierendes, ökologisches Gleichgewicht. Zudem sind die Tätigkeiten über das Jahr hinweg vielfältig: Vom Verrichten von Revierarbeiten, dem Errichten von Schutzstätten und Brutkästen über das Vorbeugen von Tierseuchen und Tierkrankheiten bis hin zum Legen von Futterstellen, dem Schützen von freilebenden Tieren und der Umwelt- und Naturbildung für Kinder und Jugendliche – Jäger haben viele Aufgaben. Auch werden verschiedene Natur- und Artenschutzprojekte umgesetzt. Bei all dem kommen das Abenteuer und die Faszination für Natur, Tier und Umwelt nicht zu kurz. Beim Durchstreifen der Wälder kommt ein Freiheitsgefühl auf, die Natur lässt sich mit allen Sinnen wahrnehmen. Zudem ergeben sich immer nette Gespräche mit Kollegen und Waldspaziergängern.

Wie wird man in Deutschland zum Jäger? Wer im Ruhestand zur Jagd gehen möchte, braucht einen gültigen Jagdschein. Dieser ist nach erfolgreich abgeschlossener Jägerprüfung erhältlich. Bis zur Prüfung müssen insgesamt 180 Stunden Theoriestunden in Tierkunde, Wildbiologie, Tierschutz und Ähnlichem sowie Schießübungen und Praxiseinheiten absolviert werden. Jedes Bundesland hat eigene Ausbildungspläne für die Zulassung zur Jägerprüfung. Nach der Jägerprüfung darf ganz legal zur Jagd gegangen und das erlegte Wild auch gegessen werden.

- Jäger sind verpflichtet, ihr Wissen ständig zu erweitern und an regelmäßigen Schießübungen und dem fachlichen Austausch mit Kollegen teilzunehmen.

- Der DJV und die Landesjagdverbände bieten Ausbildungskurse sowie viele Weiterbildungskurse an.
- Pro Jahr werden in Deutschland rund 15.000 Jägerprüfungen abgelegt.
- Mit dem Jagdschein kann man nur in Gebieten jagen, für die man eine Jagdberechtigung hat. Das Jagdrecht wird in den meisten Fällen von Jagdgenossenschaften und den jeweiligen Waldbesitzern verpachtet.

11

Fallschirmspringen – ein einmaliges Erlebnis

Wer etwas Unvergessliches erleben will, der sollte sich ans Fallschirmspringen wagen. Mehr Adrenalin und Abenteuer gehen im Ruhestand kaum. Wer das wagt, wird zudem den Rest seines Lebens von Freunden und der Familie bestaunt und bewundert, da man etwas getan hat, was sich viele andere nicht trauen. Und man lebt nur einmal. Daran sollte gedacht werden, wenn das nächste Abenteuer im Ruhestand geplant wird. Schließlich kennt der Adrenalinkick beim Fallschirmspringen kein Alter. Dennoch ist Vorsicht geboten, denn das Fallschirmspringen birgt gewisse Risiken. Vor dem Sprung aus dem Flugzeug sollte zunächst ein Gesundheitscheck beim Hausarzt erfolgen. Denn wer schon einmal im Fernsehen einen Fallschirmsprung beobachtet hat, der weiß, dass nach dem Sprung aus der Maschine erst einmal ein freier Fall stattfindet, wo eine rasante Geschwindigkeit von bis zu 180 km/h erreicht wird. Dafür sind körperliche Fitness und ein intakter Kreislauf notwendig. Erst wenn die berühmte Reißleine gezogen wird, entspannt sich der Flug. Und dann lässt sich die Landschaft von oben genießen.

Wer nach dem ersten Fallschirmsprung mit Tandem-Master noch mehr freie Fälle erleben will und Feuer gefangen hat, kann im Anschluss an einem Wochenend-Grundseminar teilnehmen und danach selbst mit einem eigenen Schirm aus der Maschine springen und diesen auch selbst auslösen. Begleitschutz wird dennoch dabei sein. In der Regel unterstützen zwei professionelle Fallschirmspringer und helfen bei Bedarf. Ist das noch nicht genug, lässt sich im Anschluss eine AFF-Ausbildung zum professionellen Fallschirmspringer absolvieren. Diese kostet rund 1.500 Euro und wird mit einer Prüfung abgeschlossen.

- Die ersten Fallschirmsprünge finden nie alleine statt, sondern immer als Tandemsprung.
- Das Adrenalin steigt bereits beim Einstieg ins Flugzeug und dem Abfliegen an. Der aufregendste Moment ist der Moment des Ausstiegs und anschließenden freien Falls.
- Ein Tandemsprung kostet rund 200 Euro.
- Wem der Mut fehlt, den Fallschirmsprung alleine durchzuführen, kann einen Freund oder die Partnerin bzw. den Partner mitnehmen.

12

House Running für Wagemutige

Schon einmal von House Running gehört? Nein? Es hat in den letzten Jahren an großer Beliebtheit gewonnen. Bei diesem Abenteuer müssen Mutige von einem Hochhaus oder einem anderen hohen Gebäude an der Hausfassade nach unten laufen. Das Besondere daran ist, dass es mit dem Oberkörper voran nach unten geht und so stets der Abgrund vor Augen ist. Das umgekehrte Klettern kostet selbst den mutigsten Menschen viel Überwindung, sorgt aber für einen richtigen Adrenalinkick. Schritt für Schritt wird von ganz oben langsam die Fassade hinabgelaufen. Der Extremsport ist natürlich sicher, denn die Teilnehmer erhalten eine entsprechende Kletterausrüstung, mit der sie sich senkrecht abseilen können. Der Blick gegen den Boden gesenkt, das sorgt bei vielen für ein unglaubliches Freiheitsgefühl. Die Welt liegt einem sprichwörtlich zu Füßen.

Vom gläsernen Wolkenkratzer in Frankfurt bis zum Hamburger Kontor, von 100 Metern oder 50 Metern – mittlerweile lässt sich das House Running in so gut wie jeder Stadt durchführen.

Wer im Ruhestand über die Hauswand kippen und einen besonderen Fassadenspaziergang absolvieren will, findet im Internet zahlreiche Angebote. Eine der bekanntesten und professionellsten Buchungsagenturen für House Running ist Jochen Schweizer (www.jochen-schweizer.de). Aber auch bei MyDays lässt sich eine sichere House Running Tour buchen. Eine Altersbeschränkung gibt es in der Regel nicht, aber es wird ein maximales Körpergewicht angegeben. Wer allerdings nicht groß übergewichtig ist, sollte sich keine Sorgen machen. Wichtig dagegen ist eine normale physische Gesundheit. Es schadet aber nicht, vor der Buchung beim Hautarzt nachzufragen und ihn diesbezüglich um Rat zu fragen.

- Beim House Running läuft man Meter um Meter im 90-Grad-Winkel die Hauswand nach unten.
- Für diesen Extremsport muss man kein Profi sein, er ist absolut anfängertauglich.
- Voraussetzung für das House Running sind Schwindelfreiheit, kein übermäßiges Gewicht und eine normale Gesundheit.
- Je nach Veranstalter werden verschiedene Kurse mit Einweisung angeboten. Der Abstieg findet stets in Begleitung statt.
- House Running lässt sich ab 80 Euro buchen.

13

Marathon laufen für die Fitness

Einmal die 42,2 Kilometer knacken – das ist für viele Ruheständler ein sportliches Lebensziel, das mit einem Adrenalin-Abenteuer vergleichbar ist. Das Tolle ist, dass es aus sportmedizinischer Sicht hier keine Altersgrenze gibt. Mit dem richtigen Lauftraining kann ein 65-jähriger Läufer sogar leistungsfähiger als ein 35-jähriger sein. Denn Sport im Alter ist kein Widerspruch in sich. Und jeder dritte Rentner im Alter zwischen 65 und 85 Jahren treibt regelmäßig Sport – die meisten sogar mindestens dreimal pro Woche. Und was den Marathonlauf betrifft, so sind viele der Teilnehmer über 60 Jahre. Sie erreichen oft hervorragende Wertungen, wie das Beispiel eines 80-Jährigen zeigt, der die 42 Kilometer trotz Hexenschuss in 3:39 Stunden lief. Das ist in seiner Altersklasse Europarekord.

Es spricht also nichts dagegen, als älterer Läufer noch an Marathons teilzunehmen und gute Laufzeiten zu erzielen. Joggen hält darüber hinaus fit und beugt gesundheitlichen Beschwerden wie Bluthochdruck, Übergewicht, Herz- und Muskelproblemen vor. Sich den Traum vom Marathon zu erfüllen, hat zudem praktische Vorteile. Eine Studie am Kings College in London ergab, dass Laufen den Altersprozess verzögert und die Lebenserwartung erhöht. Das biologische Alter kann sich um bis zu neun Jahre verringern. Als bestes Training hat sich eine Kombination aus Tempoläufen sowie langen Regenerationsläufen erwiesen.

- Wer spät im Leben mit einem Lauftraining beginnt, sollte vorher einen Gesundheitscheck vornehmen lassen. Vor allem bei bestehenden Gelenkproblemen.
- Da es im Ruhestand bei vielen Menschen aufgrund mangelnder Bewegung zu Bandscheibenvorfällen

und Knorpeln kommt, kann das regelmäßige Joggen vorbeugend wirken.

- Auch stärkt das Lauftraining die Sehnen und Bänder und sorgt für Elastizität. Die Muskelmasse bleibt länger erhalten und das Herz wird durch die Bewegung gestärkt.
- Wissenschaftler haben herausgefunden, dass Joggen im Alter die Lebenserwartung um bis zu 3,8 Jahre steigern kann.

14

Einmal um die Welt reisen

Nach knapp 40 Jahren Arbeitsleben folgt der wohlverdiente Lebensabend. Genau in dieser Zeit packt immer mehr Menschen die Reiselust. Das ganz große Abenteuer erleben lässt sich allerdings erst, wenn man um die Welt reist. Alleine, in der Gruppe oder mit dem Partner, als Backpacker oder mit dem Wohnmobil - auch für eine Weltreise ist es im Ruhestand nicht zu spät. Und in der Rente ist es endlich möglich, sich für die Weltreise ausreichend Zeit zu nehmen. So kann man mal längere Zeit an einem Ort der Wahl verbleiben, um dort in den Alltag einzutauchen und die Umgebung zu genießen. Heute gibt es in allen Ländern und Städten Wohnungen als temporäres Zuhause zu mieten – dies ist Airbnb, Booking.com und anderen Plattformen zu verdanken. Diese Art des modernen Reisens ermöglicht es, fern von der Heimat die Zeit stressfrei zu verbringen und sich eine Auszeit zu nehmen, ohne jeden Tag zu einer neuen Sehenswürdigkeit hetzen zu müssen.

Die Vorurteile, dass eine Weltreise viel Geld kostet und große Risiken birgt, sind nichts weiter als Irrtümer. Auch der Zeitfaktor spielt heute keine große Rolle mehr. Wer kein Jahr in der Weltgeschichte herumreisen will, kann eine Weltreise in einem Monat durchführen und sich auf weniger Länder konzentrieren. Mit viel Kreativität und einem Netzwerk an Freunden und Bekannten lässt sich auf der Weltreise zudem Geld sparen. Zum Beispiel, indem zahlreiche Couchsurfing-Erfahrungen gemacht werden. Dabei stellen Menschen Reisenden eine Schlafmöglichkeit kostenlos zur Verfügung. Natürlich ist diese Art des Reisens nicht für jeden etwas. Aber man kann sich von anderen Menschen, die ihre Reiseerfahrungen schriftlich festgehalten haben, inspirieren lassen, und den einen oder anderen Tipp zum Geldsparen mitnehmen. Der Autor Michael Wigge ist von Berlin bis an den Südpol getrampt, und hat die ganze Reise ohne Geld gemacht. Sein Buch „Ohne Geld bis ans Ende der Welt" bildet die ideale Einsteigerlektüre für Weltreisende. Auch Brian Thacker, ein australischer Weltenbummler, hat seine Couchsurfing-Erfahrungen auf fünf Kontinenten in seinem kurzweiligen Buch „CouchSurfing" festgehalten.

Wer die Weltreise alleine unternimmt, aber Angst hat, sich einsam zu fühlen, der nimmt einfach an organisierten Ausflügen und Stadtrundfahrten teil. Sie machen es fast unmöglich, alleine zu bleiben. Außerdem: Wer länger an einem Ort verweilt, kann sich als Freiwilliger engagieren und Gutes tun und so in engeren Kontakt mit der dortigen Bevölkerung kommen und wertvolle Freundschaften schließen.

- Eine Umfrage zeigt, dass rund drei Viertel der Deutschen von einer Weltreise träumen.
- Vor der eigentlichen Reise sollte ein Tropenarzt aufgesucht und mit ihm die Reiseroute besprochen werden. Dieser wird zudem notwendige Schutzimpfungen vornehmen.
- Bei der Planung der Reiseroute sollte die Sicherheitslage des jeweiligen Landes beim Auswärtigen Amt unter www.auswaertiges-amt.de oder bei Control Risks unter www.controlrisks.com abgecheckt werden.

- Unterkünfte auf der ganzen Welt finden sich unter anderem auf Booking.com, Airbnb sowie auf hospitalityclub.org und couchsurfing.org.

Reisen ist komfortabler als früher. Die Flugzeuge sind bequem ausgebaut und verfügen über einen hochwertigen Bord-Service. Auch sind die Flugzeiten kürzer als früher und es müssen bei fernen Reisezielen weniger Zwischenstopps eingelegt werden. Die Welt ist einfach kleiner geworden. Das ist mit ein Grund, warum man in der Rente bequem zu den fernen Zielen der Welt reisen und auch mehrere Länder besuchen kann.

15

Gleitschirmfliegen über den Alpen

Wer hoch hinaus will, dem aber das Fallschirmspringen zu extrem ist, kann statt freiem Fall und rasender Geschwindigkeit auf einen gemütlichen Gleitschirmflug ausweichen. Die Aufregung ist auch hier noch groß genug. Gestartet wird zuerst im Tandemflug – und zwar entweder aus dem Tal mittels einer Winde, die einen nach oben zieht, oder es wird direkt von einem Berg aus gestartet. Gleitschirm-Tandemflüge werden mittlerweile überall angeboten, aber die schönsten Flüge lassen sich in den Alpen und Bergen des Allgäus absolvieren. Wem der Tandemflug gefallen hat, der kann das Gleitschirmfliegen als Hobby betreiben und eine Ausbildung machen. Dann ist man in Zukunft frei und kann abheben und fliegen, wann immer man es sich wünscht. Und das natürlich auch alleine. Viele Flugschulen bieten Gleitschirmfliegen-Schnupperkurse an. Sie dauern zwei Tage und ermöglichen einen guten Einblick in die Ausbildung. Sie enthalten Startübungen im Flachen und Flüge an kleinen Hängen. Die Teilnehmer lernen das Abheben, Schweben und Landen, aber stets in Bodennähe. Ist der Schnupperkurs absolviert, lassen sich die Kosten mit der anschließenden Schulung verrechnen. Ein Grundkurs dauert etwa eine Woche. Im Anschluss wird der erste Höhenflug alleine absolviert. Danach sind rund 40 weitere Höhenflüge sowie 20 Unterrichtsstunden Theorie nötig, um zur Prüfung des Luftfahrerscheins zugelassen zu werden. Ist diese bestanden, erhält man den sogenannten A-Schein. Er wird bereits in vielen Ländern der Welt anerkannt. Allerdings handelt es sich hier noch um keinen Pilotenschein. Dieser ist erst erhältlich, wenn der B-Schein absolviert wird. Dieser beinhaltet eine geführte Flugreise und ein ausführliches Sicherheitstraining und berechtigt zum Streckenfliegen.

- Der klassische Gleitschirmflug beginnt natürlich an der Spitze eines Bergs. Den muss man zuvor eigenständig besteigen. Doch die Mühen werden mit einem spektakulären Blick belohnt und aufgrund des Aufwinds lässt sich im Anschluss ein wunderschöner Rundflug um den Gipfel fliegen. Danach folgt ein unvergessliches Gleiten ins Tal.
- Mit einem modernen Gleitschirm lassen sich Flüge über mehrere Stunden oder sogar einen ganzen Tag absolvieren. Zudem können Strecken von rund 100 Kilometern zurückgelegt werden, wenn die Winde günstig stehen.
- In Bezug auf das Erlernen des Gleitschirmfliegens herrscht keine Altersbeschränkung. Auch bedarf es keiner speziellen körperlichen Verfassung.
- Alleine in Deutschland gibt es über 900 Fluggelände.
- Der A-Schein kostet rund 1.000 bis 1.500 Euro. Viele Flugschulen bieten direkt die passende Ausrüstung mit an, die etwa 3.000 Euro kostet. Sie beinhaltet Helm, Gleitschirm, Gurtzeug und Rettungsgerät.

16

Canyoning und Rafting für Naturliebhaber mit Action

Canyoning und Rafting sind ideale Sportarten für Abenteurer und Naturliebhaber, die sich eine Portion Action und Adrenalin wünschen. Für Ruheständler, die etwas Aufregendes erleben wollen, sind Canyoning und Rafting perfekt. Die beiden Sportarten werden immer in der Gruppe durchgeführt und bieten somit die Möglichkeit, sie gemeinsam mit der Partnerin bzw. dem Partner oder Freunden zu erleben.

Beim Rafting lässt sich in einem großen Schlauchboot die Kraft und Energie eines reißenden Flusses erspüren. Touren kann man in verschiedenen Schwierigkeitsstufen buchen, sodass sich auch Anfänger und Familien wohlfühlen. Bei der Wildwassersportart ist Teamgeist gefragt, denn hier sitzen alle im selben Boot. Dank der hohen Sicherheitsmaßnahmen ist das Rafting auch nicht mehr gefährlich und gilt als sicheres Freizeitvergnügen. Rafting wird übrigens nur dann gefährlich, wenn die Sicherheitsregeln nicht eingehalten werden. Das kommt bei privaten Fahrten häufiger vor. Deshalb sollten sich unerfahrene Ruheständler bei der Buchung für eine geführte Raftingtour entscheiden.

Beim Canyoning werden wilde Schluchten, sogenannte Canyons, durchquert. Solche gibt es vor allem in Österreich, Italien und der Schweiz. Diese Sportart macht großen Spaß, sorgt aber auch für eine Portion Nervenkitzel. Denn oft muss sich bei der actionreichen Bergsportart auf verschiedene Weise fortbewegt werden und ein Zurück gibt es nicht, weil der Weg der Schluchten durch Steilhänge und Kraterwände, die mit Fließwasser gefüllt sind, führt. Neben natürlichen Rutschen, die für großen Spaß sorgen, muss beim Canyoning häufig gesprungen, geklettert, geschwommen, getaucht oder sich aus schwindelnder Höhe abgeseilt werden. Dabei kommt man allerdings an atemberaubenden und versteckten Naturkulissen wie natürlichen Wasserbecken und Wasserfällen vorbei, die als Spaziergänger oder Wanderer unerreicht bleiben würden. Canyoning wird stets als geführte Tour angeboten. Die Ausflüge gehen über mehrere Stunden. Auch hier gibt es verschiedene Schwierigkeitsgrade.

Beide Bergsportarten haben sich zu einem Trendsport und Naturerlebnis entwickelt.

- Canyoning und Rafting sind Sportarten mit großem Spaßfaktor und Nervenkitzel.
- Man lernt wilde und naturbelassene Orte kennen und erlebt dabei ein Stück Abenteuer.
- Beide Sportarten lassen sich in so gut wie jedem Outdoorzentrum buchen. Die Touren sind erschwinglich.
- Teamgeist und Naturerlebnis sorgen für eine unvergessliche Erfahrung.
- Ideal für Adrenalin begeisterte Rentner.

17

Unter freiem Himmel schlafen

Unter freiem Himmel schlafen – das klingt erst einmal nach nichts Besonderem. Daraus kann dennoch ein Erlebnis werden. Wenn nämlich nicht gerade im eigenen Garten übernachtet wird, kommt beim wilden Campen schnell Abenteuerfeeling auf. Schließlich ist wildes Campen im Zelt eigentlich verboten. Das ist aber Auslegungssache. Denn ein Schlafen unter freiem Himmel ist erlaubt.

Auch darf dafür in allen Bundesländern eine Schutzplane verwendet werden, die gegen das Wetter schützt. Doch warum sollte man sich in der Rente darauf einlassen und im Freien nächtigen? Zum einen ist es sehr romantisch. Besonders im Sommer, wenn der Sternenhimmel klar ist. Zum anderen bieten die natürlichen und selbst gewählten Nachtplätze einen herrlichen Blick auf die Naturkulisse – und zwar fernab von der hektischen Großstadt und jeglichem Autolärm.

Ruheständler sollten die Nacht unter freiem Himmel auch aus einem weiteren Grund wagen. Das Abenteuer sorgt für einen optimalen Ausgleich zum Alltag. Die nächtlichen Geräusche wirken viel intensiver, als wenn nur das Fenster offen ist. Und der Sauerstoff, der durch die frische Luft in den Körper gelangt, reinigt und verjüngt Geist, Seele und Körper.

Damit die Nacht draußen in der Natur zu einem unvergesslichen Erlebnis im positiven Sinn wird, sollten einige Dinge beachtet werden. Wer zum Beispiel auf einem Feld nächtigen will, sollte vorher den Bauer um Erlaubnis bitten. Ein perfektes Plätzchen findet sich zudem oft im Wald. Wichtig ist, dass die Lagerstätte windgeschützt ist und sich von dort aus der Sonnenuntergang oder -aufgang genießen lässt. Wer den Sommer zum Schlafen unter freiem Himmel nutzen möchte, sollte sich von Tümpeln, Feuchtgebieten und einigen Seen fernhalten, denn dort herrscht Mücken-Alarm. Damit gut geschlafen wird, sollte stets eine Unterlage, am besten eine Yogamatte oder Isomatte, eingepackt werden. Und auch ein Schlafsack ist ratsam, da es nachts kühl werden kann. Ansonsten sollte noch ausreichend Wasser und Verpflegung eingepackt werden. Und natürlich darf das Abendbier nicht fehlen. Ist ein Lagerfeuer erlaubt, kann man sich eine kleine Feuerstelle einrichten. Das sorgt für zusätzliche Romantik.

Die beste Zeit zum Schlafen unter freiem Himmel ist im Sommer. Wer ein paar Sternschnuppen erleben will, sollte am besten Anfang August draußen schlafen. Denn diese erreichen ihren Höhepunkt um den 12. August herum. Bei Neumond sind sie übrigens besonders gut sichtbar.

18

Berg besteigen & Klettersteig in der Rente

Nicht immer begleiten einen die Berge ein Leben lang und nicht immer wurde die Leidenschaft für die Berge in jungen Jahren schon entfacht. Das kann sich im Ruhestand allerdings schlagartig ändern. Denn die schöne Berglandschaft und die vielen gesundheitlichen Vorteile, die das Wandern mit sich bringt, sprechen mit zunehmendem Alter für zahlreiche Bergbesteigungen. Die Berge besitzen zudem als Sehnsuchtsort einen hohen Erholungswert. Menschen unterschiedlicher Herkunft und Kultur fühlen sich zu den Bergen hingezogen: Sie bieten einen Rückzugsort, frisches Quellwasser, reichhaltige Nahrung und, wie erwähnt, gesundheitliche Vorteile. Das Bergwandern zählt deshalb zu den besonders empfohlenen Sportarten für ältere Menschen.

Natürlich sollte das Bergsteigen Spaß machen. Denn es wird lange Zeit marschiert, oft geht die Tour einen ganzen Tag lang. Darauf sollte sich mental vorbereitet werden. Denn Energie und Kraft sind in den frühen Jahren des Ruhestands noch genug vorhanden. Vorsicht ist hier eher vor dem inneren Schweinehund geboten, der in diesem Buch bereits beschrieben wurde. Er sagt nur zu gerne: „Ach, das ist zu anstrengend!“ Doch auf diesen sollte nicht gehört werden.

Das Einzige, was einem ungetrübten Bergerlebnis im Weg stehen könnte, ist die Gesundheit. Deshalb lohnt es sich, dem Hausarzt vor dem Bergsteigen einen Besuch abzustatten, vor allem wenn schwere Klettersteige geplant sind. Er kann die Gesundheit überprüfen und gegebenenfalls ein Belastungs-EKG durchführen. So lassen sich mögliche Erkrankungen ausschließen.

- Das Bergsteigen und die Klettersteige können im eigenen Tempo gegangen werden, sodass die Belastung nicht überhandnimmt. Auch die Wahl der Steilheit des Anstiegs lässt sich in der Regel gut dosieren.
- Das sportliche Bergziel sollte die eigene Fitness nicht übersteigen.
- Körperliche Überlastung kann beim Bergsteigen zu Unfällen oder Gesundheitsschäden führen.
- In bekannten Berggegenden lassen sich Bergtouren und Wanderungen alleine durchführen. Allerdings sollte dann doppelt aufgepasst und jemand im Vorfeld über die geplante Tour informiert werden.
- Anstrengende Klettersteige sollten langsam gegangen werden, sodass bis zum Ende der Tour noch genügend Reserven vorhanden sind.
- Belohnt wird man beim Bergsteigen immer mit einer wunderschönen Aussicht vom Gipfel.
- Höhenluft ist gesund und natürliches Doping. Die Sonne hat auf dem Berg ein anderes Lichtspektrum und enthält mehr Infrarot-Strahlung, die stark antibakteriell wirkt und die Durchblutung fördert.

19

Im Windkanal fliegen

Wer sich im Ruhestand den Traum vom Fliegen und der Schwerelosigkeit erfüllen will, muss nicht unbedingt zum Mond reisen, sondern kann auch in einem Windkanal fliegen. Dort herrscht Schwerelosigkeit. Personen können sich darin wie ein Vogel durch die Luft treiben lassen. Das Gefühl des Bodyflyings ist einzigartig und mit nichts auf der Welt zu vergleichen. Und außerdem sorgt das Skydiving, wie diese Aktivität auch genannt wird, für ein absolut adrenalinvolles Gefühlserlebnis. Schließlich wird man mit 180 km/h in einem schnellen Luftstrom nach oben geboostet. In modernen Windkanälen können sogar bis zu 270 km/h erreicht werden. Bereits 60 Sekunden im Windkanal fühlen sich so an wie der freie Fall beim Fallschirmspringen. Wer aufgrund von Höhenangst keinen Fallschirmsprung wagen will, kann in der vertikalen Luftkammer praktisch das Gleiche erleben. Auch bedarf es keines Fachwissens, um im Windkanal zu fliegen. Eine kleine Einführung reicht aus. Selbst Kinder dürfen skydiven und sich dem Schwebevergnügen hingeben. Mit etwas Übungen können dann weitere Teilelemente des Fliegens ausprobiert und die Schwebehöhe reguliert werden. Zudem lassen sich im Windkanal Schrauben, Saltos und Drehungen vollziehen. Das Abheben in der vertikalen Luftkammer ist relativ kostengünstig, sodass es ein optimales Geburtstagsgeschenk wäre.

- Da für solche Flüge keinerlei Vorkenntnisse notwendig sind, können Ruheständler problemlos die Schwerelosigkeit erfahren.
- Einzige Voraussetzung sind eine entsprechende Körperhaltung sowie eine gute Körperspannung.

- Kleine Bewegungen im Windkanal entscheiden, ob es rauf- oder runtergeht oder ob man sich dreht.
- Skydiving-Experten bringen einem im Vorfeld alles Wichtige bei und statten einen mit entsprechender Sicherheitskleidung, Helm, Brille und Gehörschutz aus.
- Das maximale Gewicht für den Windkanal beträgt um die 120 Kilogramm.

20

Endlich mal die Zerstörerwut rauslassen: ein Besuch im Wutraum

Was gibt es Besseres, als den Ruhestand in einem Wutraum zu beginnen, um den Stress aus dem Arbeitsleben und die persönlichen Tiefschläge endlich mal so richtig abzubauen? Oder es ist die pure Lust an der Zerstörung, die einen in die abenteuerlichen Gefilde eines Wutraums, oder sogar Wuthauses, lockt. Mittlerweile gibt es diese Wuträume in vielen Städten. Dort darf nach Lust und Laune einfach alles kleingeschlagen und kaputtgehauen werden. Höflichkeit ist hier nicht gefragt, sondern Zügellosigkeit. Auf diese Art und Weise seine Wut abzubauen, klingt auch einfach zu verlockend. Und es bringt tatsächlich etwas. Denn wem es schwerfällt seine Emotionen auszuleben, der kann sie symbolisch durch das Kaputtschlagen von Gegenständen zum Ausdruck bringen. Innere Konflikte und verdrängte Krisen werden durch das Gegen-die-Wand-Schlagen und Ähnliches reduziert. Experten raten deshalb Menschen, die unbedingt Dampf ablassen müssen, zum Wutraum. Selbst wer gerade keine Wut und keinen Ärger verspürt, sollte diesen Ort des Austobens nicht missen. Denn wo sonst kann man seiner Energie derart freien Lauf lassen? Wo sonst kann man einmal wieder Kind sein und Verrücktes tun, ohne dass einen jemand blöd ansieht. Viele Menschen sind deshalb gerne bereit, für Geld ein paar Stunden in den Wutraum zu gehen, um ihrer Zerstörungswut im positiven Sinne freien Lauf zu lassen. In einer Welt, in der es für jede Kleinigkeit Normen und Gesetze gibt, tut es auch tatsächlich richtig gut, die Sau rauszulassen.

- Der Besuch im Wutraum ist befreiend und mildert festsitzenden Stress und negative Emotionen.
- Im Wutraum darf man endlich mal hemmungslos sein und alles verwüsten, was einem in den Weg kommt.
- Auch wenn man keine Wut verspürt, verspricht der Wutraum Abenteuer. Nachdem man alles zerschlagen hat, fühlt man sich generell befreit. So simpel ist das.

Schlusswort

Wenn der Eintritt in die Rente kurz bevorsteht, zweifeln viele Workaholics plötzlich an sich und ihrem Leben. Aber auch weniger durch die Arbeit definierten Menschen macht der Einstieg in diesen neuen Lebensabschnitt zu schaffen. Der Ruhestand ist erfahrungsgemäß aber gar nicht so schlimm, wie viele befürchten. Im Gegenteil: Der dritte Lebensabschnitt und dessen Verlauf lassen sich im weitesten Sinne frei, also nach Lust und Laune und eigenen Bedürfnissen gestalten. Wer keine Idee hat, wie man den Alltag mit sinnhaften Tätigkeiten und Dingen füllen kann, sollte in diesem Buch mit den 100 Ruhestandsideen reichlich Inspiration gefunden haben, um neue Prioritäten zu setzen.

Und auch, wenn der Übergang mit Schmerzen verbunden ist, rückblickend lassen sich selbst in schmerzvollen Erfahrungen positive Elemente erkennen. Das Gewonnene ist im Vergleich zum Verlust genauso wertvoll und das sollten sich angehende Ruheständler stets bewusst machen. Der Rentenzeit sollte deshalb offen und zufrieden entgegengesehen werden. Schließlich ist die Rente wohlverdient und die schöne freie Zeit sollte in vollen Zügen genossen werden.

Die größten Erfolge lassen sich in kleinen Schritten erreichen. Die Ratschläge und Ideen in diesem Buch helfen dabei. Einige davon lassen sich bereits unmittelbar umsetzen oder ausprobieren. Wichtig ist, stets aktiv zu bleiben und sich selbst jeden Tag neu zu motivieren, die Zeit sinnvoll zu verbringen. Denn es gibt immer etwas zu tun. Und nicht alle Tätigkeiten und Aktivitäten kosten Geld. Auch finanziell schlechter aufgestellte Ruheständler können viele Ideen aus diesem Buch umsetzen:

Eine Radtour, ein Spaziergang an der frischen Luft, ein Spa-Tag im Eigenheim oder Naturschutz vor der Haustür – das kostet nichts und macht glücklich. Viele andere Aktivitäten lassen sich mit wenig Geld, aber dafür mit viel Kreativität umsetzen. Schreiben, malen, basteln, fotografieren – kreative Tätigkeiten gibt es viele für einen erfüllten Ruhestand.

Welche der inspirierenden und aktivierenden Ideen aus dem Buch einen auch immer ansprechen: Langeweile kommt mit ihnen nicht auf. Und zudem lassen sie sich wunderbar mit dem Partner gemeinsam planen und angehen. Vielleicht werden völlig neue Seiten und Fähigkeiten entdeckt, die den Partner und einen selbst überraschen. Wer weiß, welche versteckten Talente plötzlich in der Rente aufgedeckt werden.

Zum Schluss noch ein Hinweis: Wichtig ist nicht nur, dass der Ruhestand mit Leben und Sinn gefüllt wird, er sollte auch von einem selbst gestaltet werden. Das Ruder sollte stets in den eigenen Händen bleiben. Wohin der Weg auch führt, Selbstbestimmung und Leichtigkeit sollten immer die Motivation des eingeschlagenen Wegs sein. Nur dann fühlt man sich frei und motiviert, geht seinen Interessen nach und steht glücklich, zufrieden und erfüllt im Leben.

Quellen und weiterführende Literatur

Almaguer, C. P. (2018). *Studie: Wer singt, lebt gesünder.* MITTELDEUTSCHER RUNDFUNK. https://www.mdr.de/wissen/singen-ist-gesund-100.html

Alter, S. (2020). *Ehrenamt und Bürgerschaftliches Engagement.* Bundesministerium Des Innern, Für Bau Und Heimat. https://ehrenamt.bund.de/

Arnu, T. (2017). *Wenn Opa Marathon läuft - die neue Fitness der Älteren.* Süddeutsche Zeitung. https://www.sueddeutsche.de/leben/seniorensport-wenn-opa-marathon-laeuft-1.3787820

Atchley, R. C. (1976). *The Sociology of Retirement.* Schenkman Books Inc.

Bauer, A. *Neues auf Origami-Kunst.* Origami-Kunst. https://www.origami-kunst.de/

Bergmann, A. *Bewusst Leben im Alter: LEBEN AUF DER BÜHNE.* NeuroTransConcept. https://neurotransconcept.com/i/2017/03/008

Brahce, C. I., Szinovacz, M., Ekerdt, D. J., & Vinck, B. (1993). Families and Retirement. *Family Relations, 42*(4), 475. https://doi.org/10.2307/585360

Buchwald, P. (2003). *Stress gemeinsam bewältigen.* Hogrefe Verlag.

Bugos, J. A. (2004). The effects of individualized piano instruction on executive functions in older adults (ages 60–85). *University of Florida.* Published.

Eberle, U. (2015). *Leseprobe: Die Macht der Neugier.* GEO.de. https://www.geo.de/magazine/geo-kompakt/718-rtkl-neurowissenschaft-leseprobe-die-macht-der-neugier

Forschungsdatenzentrum: Datenangebot des Deutschen Alterssurvey. Deutsches Zentrum für Altersfragen. https://www.dza.de/forschung/fdz/deutscher-alterssurvey

Für Gutverdiener ist der Renteneintritt ein Gesundheitsrisiko. (2019). RWI. https://www.rwi-essen.de/presse/mitteilung/363/

Generali Deutschland AG. (2017). *Generali Altersstudie 2017: Wie ältere Menschen in Deutschland denken und leben.* Springer.

Generation-100-Studie: Sport hält im höheren Alter fit und. . . (2020). Deutsches Ärzteblatt. https://www.aerzteblatt.de/nachrichten/117334/Generation-100-Studie-Sport-haelt-im-hoeheren-Alter-fit-und-verlaengert-(vielleicht)-das-Leben

Hänßler, B. (2016). *Musik im Kopf.* Süddeutsche Zeitung. https://www.sueddeutsche.de/wissen/psychologie-musik-im-kopf-1.2800972

Holmes, T. H., & Rahe, R. H. (1967). The social readjustment rating scale. *Journal of Psychosomatic Research, 11*(2), 213–218. https://doi.org/10.1016/0022-3999(67)90010-4

Initiative Kultur- und Kreativwirtschaft der Bundesregierung. Bundesministerium Für Wirtschaft Und Energie. https://www.kultur-kreativ-wirtschaft.de/

Kajiwara-Gottscheber, Y. (2012). *Grundkurs Origami: Japanische Papierfaltkunst für Einsteiger.* Frech.

Leisure Activities and the Risk of Dementia. (2003). *New England Journal of Medicine, 349*(13), 1290–1292. https://doi.org/10.1056/nejm200309253491316

Müller, T. (2012). *Wenig Trübsal, viel Schach: Rezepte gegen Demenz.* Ärzte Zeitung online. https://www.aerztezeitung.de/Medizin/Rezepte-gegen-Demenz-265637.html

Ott, U. (2019). *Meditation für Skeptiker: Ein Neurowissenschaftler erklärt den Weg zum Selbst.* Knaur MensSana TB.

Pfleger, H. (2010). *Schach: Tanzen und Schach.* Deutsches Ärzteblatt. https://www.aerzteblatt.de/archiv/79349/Schach-Tanzen-und-Schach

Riedl, L. (2012). *Der Ruhestand als Krise: Ursachen des seelischen Ungleichgewichts und Möglichkeiten der psychosozialen Versorgung.* GRIN Verlag.

Rostig, M. *Willkommen bei Origami Deutschland.* Origami Deutschland. https://www.papierfalten.de/

Schindler, L., Hahlweg, K., & Revenstorf, D. (1999). *Partnerschaftsprobleme: Möglichkeiten zur Bewältigung. Ein Handbuch für Paare.* Springer.

Sedlmeier, P. (2016). *Die Kraft der Meditation: Was die Wissenschaft darüber weiß.* Rowohlt Taschenbuch.

Seilbeck, C., & Langmeyer, A. (2018). *Ergebnisse der Studie „Generationenübergreifende Zeitverwendung: Großeltern, Eltern, Enkel“.* Deutsches Jugendinstitut e.V. https://www.dji.de/fileadmin/user_upload/bibs2018/WEB_DJI_GenerationZeit.pdf

Skorupa, M. (2014). *Die große Spielwut im Herbst des Lebens.* Ibkkubia. https://www.kubi-online.de/sites/kubi8/files/field/file/bestandsaufnahme_final_v6_klein.pdf

Spahn, C., Bernatzky, G., & Kreutz, G. (2015). Musik und Medizin – ein Überblick. *Musik Und Medizin,* 17–24. https://doi.org/10.1007/978-3-7091-1599-2_3

Voelpel, S. (2016). *Entscheide selbst, wie alt du bist: Was die Forschung über das Jungbleiben weiß.* Rowohlt Taschenbuch.

Vogel, C., Wettstein, M., & Tesch-Römer, C. (2019). *Frauen und Männer in der zweiten Lebenshälfte: Älterwerden im sozialen Wandel.* Springer VS.

Wahl, H. (2017). *Die neue Psychologie des Alterns: Überraschende Erkenntnisse über unsere längste Lebensphase.* Kösel-Verlag.

Wiehl, P. (2000). *Dialog der Generationen: Konzepte und Projekte aus der Arbeit von Seniorenbüros.* Wiehl.

Wissenschaftliche und klinische Studien zur Wirksamkeit des Tai Chi und Qigong. Tai Chi Chuan. http://tai-chi-chuan-bailong.de/Download%20Bailong%20Mitglieder/Studien%20Wirksamkeit%20Tai%20Chi%20und%20Qigong.pdf

Printed in Poland
by Amazon Fulfillment
Poland Sp. z o.o., Wrocław

12495259R00137